DVDブック

医療職のための

包括的暴力防止プログラム

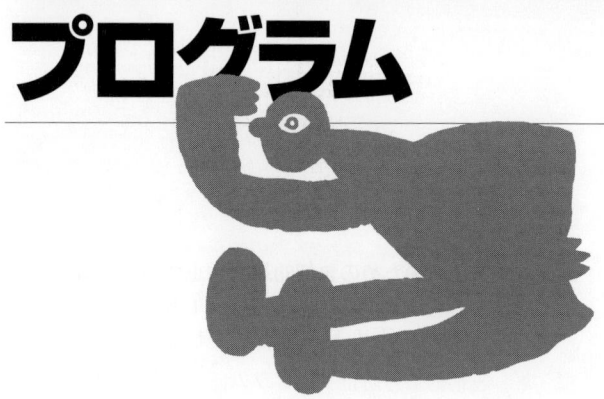

包括的暴力防止プログラム認定委員会＝編

医学書院

DVDブック		医療職のための包括的暴力防止プログラム
発　行	2005年6月1日　第1版第1刷Ⓒ	
	2019年7月1日　第1版第12刷	
編　集	包括的暴力防止プログラム認定委員会	
発行者	株式会社　医学書院	
	代表取締役　金原　俊	
	〒113-8719　東京都文京区本郷1-28-23	
	電話 03-3817-5600（社内案内）	
印刷・製本	アイワード	

本書の複製権・翻訳権・上映権・譲渡権・貸与権・公衆送信権（送信可能化権を含む）は株式会社医学書院が保有します．

ISBN978-4-260-33410-5

本書を無断で複製する行為（複写，スキャン，デジタルデータ化など）は，「私的使用のための複製」など著作権法上の限られた例外を除き禁じられています．大学，病院，診療所，企業などにおいて，業務上使用する目的（診療，研究活動を含む）で上記の行為を行うことは，その使用範囲が内部的であっても，私的使用には該当せず，違法です．また私的使用に該当する場合であっても，代行業者等の第三者に依頼して上記の行為を行うことは違法となります．

JCOPY 〈出版者著作権管理機構　委託出版物〉
本書の無断複製は著作権法上での例外を除き禁じられています．複製される場合は，そのつど事前に，出版者著作権管理機構（電話 03-5244-5088，FAX 03-5244-5089，info@jcopy.or.jp）の許諾を得てください．

はじめに

「暴力」や「攻撃性」をどのようにとらえ、いかに予防するか。そして、起こってしまった暴力行為にどう対応するか——この問題はつねに医療にたずさわる専門家を不安にさせ、悩ませてきた。

本書は、特に精神科医療のなかで暴力に対峙することの困難さに気づいた専門家によって開発された「包括的暴力防止プログラムComprehensive Violence Prevention and Protection Programme：CVPPP」を、身体介入技術まで含めて詳細に解説したマニュアルである。

暴力事件を起こした結果、もっとも不利益を被るのは、ほかならぬ患者さんである。その不利益には、外傷を負ったり物を壊すというような物理的・身体的不利益と、暴力をふるった結果、周囲の者の信用を失うといった社会的不利益があるだろう。本プログラムはまず第一に、このような不利益から患者さんを守ることを目的としている。したがって「単に身体介入技術さえあればよい」というものでは決してないことをまず強調しておきたい。

このような意味で患者さんを守るためには、私たちは、これまでの「事後対処」一辺倒から脱却しなければならない。「暴力が起こらないように介入することで、暴力によって引き起こされる不利益から患者さんを守り、なおかつ患者さんが攻撃的ではない手法で現実の問題に対処できるよう、患者さんと同じ立場にたって援助する」という、より積極的な視点が必要になってくる。これは「精神障害者等の医療及び保護を行い、その社会復帰の促進及びその自立と社会経済活動への参加の促進のために必要な援助を行い……」という精神保健福祉法の目的そのものである。

*

本書は大きく、理論編と実践編に分けられる。

「第1部　理論編」の第Ⅰ章では、医療における暴力はこれまでどう取り扱われてきたか、本来どう扱われるべきかを概観する。

第Ⅱ章では、「包括的暴力防止プログラム」とは何かを、開発の経緯も含めて記す。

第Ⅲ章では、このプログラムの構成要素——アセスメントからディブリーフィングまで——を具体的に解説する。

「第2部　実践編——身体介入マニュアル」に移り、まず第Ⅳ章では、身体介入技術に共通するポイントを運動学的理論をまじえて解説する。

つづいて第Ⅴ章では危機離脱法としての「ブレイクアウェイ」について、第Ⅵ章で

はチームで安全に暴力に介入するための「チームテクニクス」について、詳細な写真とともに解説した。さらに、文字情報だけでは伝わりにくいこれらの技術をDVDに編集して添付している。

　体系的に構成された暴力対処プログラムは欧米には数多あるが、本書のように身体介入技術を含めてここまで詳細に解説している書籍は見当たらない。本プログラムをさらに洗練していくためには、多くの方に利用していただき、そのフィードバックが必要だからである。私たちは、この技術を私たちだけのものにしようとは、いささかも思っていない。

　しかしながら一方で、理解が不十分なまま本プログラムを安易に患者さんに適用すると、私たちの意図が歪曲されてしまうおそれがある。暴力への介入は定義上、人の自由を制限する行為であるから、患者さんの尊厳を保つための高い倫理性が求められる。研修を受けてはじめて利用可能となるシステムとしたのはそのためである。実際に体験し、認定を受けたうえで、それぞれの施設に広めていただきたい。

*

　本プログラム開発にあたっては、実に多くの先生方のご協力をいただいた。英国ロンドンのSouth London and Maudsley NHS TrustのC＆Rチーフインストラクターである Paul Dobson 先生、University of Stirling の Brodie Paterson 先生、静岡県立大学短期大学部の吉浜文洋先生、静岡大学教育学部の田中秀幸先生、国立病院・療養所共同基盤研究協力病院、佐賀県警察本部、北九州医療刑務所等々の皆様からは貴重なご助言をいただいた。

　また日本精神科看護技術協会では、龍野浩寿氏のご尽力により2004年に愛媛でワークショップを開催していただいた。さらに2005年には3回の研修プログラムが組み込まれている。日本精神科看護技術協会静岡県支部では日本初の体系的な暴力防止対策として本プログラムに注目し、2日間連続のワークショップを開催していただいた。福井県支部、茨城県支部でも講演会等が開催され、東京武蔵野病院では病院単位での研修を実施していただいた。医学書院の白石正明氏は私たちの試みに目をかけてくださり、出版までに本当に多くの労力を注いでいただいた。

　あらためて開発にご協力いただいたすべての方に御礼を申し上げたい。

　この「包括的暴力防止プログラム」が、これを使用してくださるすべての人とともに、今後もさらに進化していくことを願っている。

2005年4月

編者を代表して
下里誠二

医療職のための
包括的暴力防止プログラム

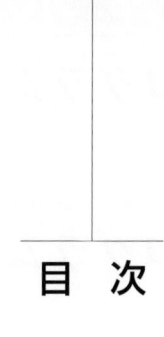

目　次

はじめに　003

第1部　理論編

I 「暴力が問題化されない」という問題について　009

1　医療における暴力　010
2　看護と暴力　014
3　暴力はどのように研究されてきたか　023
4　暴力に対して援助者はどこに立つべきか　028

II 「包括的暴力防止プログラム」とは何か　035

III 「包括的暴力防止プログラム」の構成要素　045

1　リスクアセスメント　048
2　ディエスカレーション　053
3　チームテクニクス　066
4　ブレイクアウェイ　071
5　ディブリーフィング　073

第2部　実践編——身体介入マニュアル

IV 運動学的解説　083

V ブレイクアウェイ　095

Case 1　同側の手をつかまれた場合　096
手首を内側に回して離脱する方法／手首を外側に回して離脱する方法／
自分の肘を相手の肘に当てて離脱する方法

Case 2　反対側の手をつかまれた場合 ―― 105
相手の手の甲を押して離脱する方法

Case 3　両手で手首をつかまれた場合 ―― 111
自分のほうに引いて離脱する方法／相手のほうに押して離脱する方法

Case 4　髪や耳をつかまれた場合 ―― 117
相手の手の甲を、指の関節で押して離脱する方法／相手の指1本を、手の甲へ押し返して離脱する方法

Case 5　うしろから髪や襟をつかまれた場合 ―― 121
手を上げ、勢いよく体を回して離脱する方法

Case 6　前から襟や上腕をつかまれた場合 ―― 124
相手の手首と肘を回して離脱する方法／脇で相手の腕をはさみ、体を沈めて離脱する方法

Case 7　首をつかまれた場合 ―― 135
相手の両肘を、外側から拳で叩いて離脱する方法

Case 8　仰向けに倒された場合 ―― 138
両手で相手の尻を持ち上げて離脱する方法

Case 9　うつ伏せに倒された場合 ―― 140
尻を上げ、相手の体勢を崩して離脱する方法

Case 10　うしろから抱きつかれた場合 ―― 142
両腕を上げながら、体を沈めて離脱する方法／肘を抱え上げるようにして離脱する方法

Case 11　叩きかかられた場合 ―― 148
うしろに下がりながら、相手の前腕を払う方法／前に出ながら、相手の前腕を払う方法／顎の部分を突き放す方法

Case 12　蹴られた場合 ―― 159
うしろに下がりながら、相手の足をすくう方法

Case 13　咬まれた場合 ―― 162
相手の口に押し込む方法

Ⅵ チームテクニクス ―― 165

1　基本姿勢 ―― 166
2　立った状態のまま動きを制限する方法 ―― 170
3　腹臥位にして動きを制限する方法 ―― 179
4　仰臥位にして動きを制限する方法 ―― 194

● 補章　このプログラムの使い方 ―― 204
● 付録　国際看護師協会「職場における暴力対策ガイドライン」 ―― 206
● 文献表 ―― 216

● 執筆者紹介（50音順）

下里誠二	信州大学医学部保健学科	Ⅰ-3、Ⅱ、Ⅲ
西谷博則	肥前精神医療センター	Ⅰ-2
平石孝美	肥前精神医療センター	Ⅰ-2
前野竜太郎	聖隷クリストファー大学	Ⅳ
松尾康志	肥前精神医療センター	Ⅴ、Ⅵ
向谷地生良	北海道医療大学／浦河べてるの家	Ⅰ-4
村上　優	榊原病院	Ⅰ-1

装幀＋本文レイアウト…浪漫堂
表紙イラスト…………サクライミチフミ

● 付録の DVDビデオ の収録時間は、約1時間です。

● DVDビデオ には、書籍に掲載されている「ブレイクアウェイ」と「チームテクニクス」のすべてのテクニックが、解説付きで、目で見てわかるように収録されています。

● そのほか、下記の「オプション編」と、「ロールプレイ」の実際例が収録されています。
- 興奮している相手と話し合う方法はありますか？（ベンチに座って話す方法）
- 腹臥位にしていると、呼吸の問題が発生しないでしょうか？（腹臥位から仰臥位への体位変換）
- 保護室などから安全に出て行く方法はありませんか？（スタッフの脱室方法）
- スタッフの交替は、どのようにしたらよいでしょう？（押さえているスタッフの交替方法）

第1部　理論編

Ⅰ

「暴力が問題化されない」という問題について

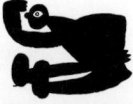

① 医療における暴力

……村上　優

● **はじめに——暴力は医療のテーマになっていなかった**

　医療における暴力の問題は、これまで無視されてきたといっても過言ではない。
　たとえば救急医療の現場でストレスを感じるのはどんなときか。緊張しておこなう医療行為そのものよりも、酩酊して無理難題を持ちかけ意に添わなければ容易に暴力をふるう、といった患者に対応しなければならないときである。しかしこれらは個人的な話題として取り上げられることはあっても、具体的に医学や看護学の問題として検討されることはなかった。
　また、暴力被害者や児童虐待被害者の"早期発見"が話題とはなっても、その暴力がどのくらいの「頻度」でふるわれ、それにどのように「対応」すべきか、などについては論じられることはない。
　一方で、精神医療における暴力行為への介入には長い歴史があるようにみえる。たとえば、措置入院の要件である「他害行為」の中核は、精神障害に起因する他者への暴力である。ちなみに統合失調症を主な対象として肥前精神医療センター（旧：肥前療養所）での実践をまとめた書籍シリーズでも、激しい暴力行為を有する患者が取り上げられている。患者への理解や関係性の構築によって暴力を克服する経過の物語［内村編 1983］、暴力の管理や保護室の使用に関する考察［内村編 1997］、暴力のために対応困難となった患者への看護［内村・吉住編 2002］などである。
　とはいえ、このように一見暴力をテーマにしていても、考察の中心は暴力それ自体にというよりも、「暴力という物語」の解読に力が注がれているように思えるのだ。これは当院だけの傾向では決してない。たとえば精神医学・ケアの領域で「暴力」を検索すると、虐待防止の視点からの暴力問題、認知症（痴呆症）や発達障害をもつ患者による暴力問題、あるいは暴力によって起こる PTSD などについては多く報告されるものの、「暴力そのもの」への対応は具体的には論じられてはいないのだ。精神医療に関与するなかで不可避的に体験しているはずの「暴力」の具体的な事象は、なぜか無視されてきたといってもよい。

● 加害者にも被害者にもなってはならない

　この流れが少しずつ変化してきている。「医療の現場で起こる暴力」を科学しようとする機運が世界に広がっているのだ。
　それは、「暴力のリスクを評価・予測する、回避する、対応する、ケアをする」というプロセスの科学的な理解が、暴力をふるう者に対してのみ必要なのではなく、専門職（看護師や医師など）にとっても必要であるという認識に根ざしている。
　それはまず第一に専門職が暴力の被害者にならないために、そして第二に、暴力に過剰に反応することによって専門職側も暴力の主体となってしまう危険性があるから必要なのだ。つまり、「被害者」にも「加害者」にもなりうるという危険をいかに回避できるのか——このことを真正面から科学的に取り上げることが求められているのである。

● 暴力のマネジメント

　英語圏では多くの暴力関係図書が刊行されている。特に英国ではMasonとChandleyの著によるManaging Violence and Aggression : A Manual for nurses and health care workers［Mason et al 1999］など、暴力に関するわかりやすい手引書が用意されている。
　この手引書には、「比較的安定している時期」「攻撃性が高まっている時期」「実際に攻撃的な行動をとる時期」に分けて対応方略が示されている。以下に、その一部を示してみよう。
　比較的安定している時期においては、その患者がなぜ攻撃的となるかを調べ（そのための観察ポイントが示されている）、攻撃行動を改変するように導く。そのとき、適切な言葉がけや、興奮をしずめるゆるやかな対応、間が大切である。しかしさらに攻撃性が高まって実際に行動をコントロールせざるをえなくなったときは、可能なかぎり確立された方法を模索すべきであり、英国ではControl and Restraint（C & R）といわれるテクニックがその代表である。
　暴力にはチーム、それも多職種チームで対応するのがもっとも望ましいとされている。効果的な行動抑制はチームにゆとりを与え、そのことによって患者を安定した状態に導くための糸口をつかめるようになる。「糸口」とは、尊厳を保った接し方であり、薬物療法であり、言葉による働きかけであり、あるいは身体的なぬくもりや不快感の除去である。
　このようにして、攻撃や暴力という「悪いサイクル」から、気持ちが安定した「良いサイクル」を確保することが可能になる。そして、適正なコントロールを実際に経験すると援助者は、暴力を予期せざるをえない状況に対しても、いままでとは異なっ

た接し方ができるようになる。
　——我が国には、ここで紹介したような暴力マネジメントに関する手引書は、いままでなかった。日本人の身体や精神・文化的特性を念頭において開発された本書が初めての試みである。今後、改訂や修正がなされ、より現実に合った方法に成長することを期待したい。

● 医療における暴力が無視されないために

　いま私たちは何をすべきだろうか。
　まず第一に、「医療の現場に暴力が存在する」ということを正しく認めることだ。それが前提である。暴力性や攻撃性は、人が生き延びるに必要な属性である。人は社会や文化を構成してルールをつくることによって、これらをコントロールしているに過ぎない。暴力や攻撃がない世界は存在しない。私たちの医療の現場はさらに、疾病がもたらす不安、緊張、恐怖、困難感などにより暴力や攻撃が先鋭化する可能性のある環境である。そのうえ自由意志や意思能力が制限されている場合には、ルールを超えた暴力や攻撃が起こりやすい。
　第二に、その一方で、「暴力は治療やケアによって予防や対応が可能な行為であり、適正な暴力コントロール技術によって好ましい治療関係を導くことができる」と認識することである。
　肥前精神医療センターでの臨床体験をまとめたある書籍には、暴力のゆえに長期保護室の使用となったケースに触れて次のように述べられている。
　「興奮、攻撃、暴力は分裂病の治療で厄介な問題であるが、人と人が真剣に向かい合う精神科治療・看護の基本的課題でもある。精神症状による一過性の暴力は治療の視点が明確であるが、暴力が慢性化して発生するとき、患者の暴力性のみが表面化して、健康性が見えなくなることが多い。このとき、患者と治療スタッフが向かい合えなくなり、陰性感情をお互いに持ち、不信感による暴力は増幅され悪循環に陥ってしまう。常に信頼関係を築くためには原点に戻らなければならない」[内村・吉住編　2002]
　この人間的な視点を、さらに科学的な暴力介入への道に展開する必要があるだろう。

　我が国の精神医療はこれまで、暴力をコントロールする方法論をタブー視してきた。暴力にいたる要因を科学的に分析したとしても実際のコントロール方法は経験だけに頼り、その結果、薬物療法や隔離、拘束という物理的な対応に終始してきた。
　この背景として、第一に多職種チームが成熟していないこと、第二に専門家として成熟していないことがあげられる。
　英国では Mental Health Act 7条で、看護師の判断による自由の拘束が 6 時間の制限

つきで認められているが、我が国ではすべての医療行為は「医師の指示」によっておこなわれる構造となっている。隔離や抑制も医師の診察や指示が必要であり、緊急時に看護師が患者の暴力に対応したとしても、記録上は医師の指示のうえで決定されているように記載される。つまり、看護師が主体的に判断して暴力や攻撃性と向かい合って解決する文脈にはなっていない。看護師の判断や評価、それにもとづくケアは無視され、医師の指示のみが意識化されているのだ。

　我が国の「チーム医療」の各メンバーは、構図としては医師の判断や治療を補うための手足に過ぎない。つまり、責任を共有した真の多職種チームとはなっていないのだ。臨床の場面では、看護師が緊急時に主体的な判断にもとづいて暴力をコントロールしていることが多いにもかかわらず、それを基本的な技術として習得すべきだとする意識さえ生まれてこなかったのは、このあたりにも原因の一端があろう。チーム医療の現場でも、具体的な暴力は無視されているのである。

　今後、各職種の主体性を尊重するような、真の意味でのチーム医療が進展すれば、不穏で衝動的な患者に対して安全を確保しつつ必要なケアや治療を実施する方法、さらに暴力に対する包括的な予防や介入の方法が、看護の具体的な専門技術として認められてくるだろう。これらの技術は、日常的に患者のケアをする看護師の専門性として位置づけられるはずだ。さらにこれらの技術が、看護以外の多くの職種にも広がることを願ってやまない。

② 看護と暴力

……西谷博則

1　看護は「暴力」に向き合ってきたか

　精神科に勤務する看護師は日常的に暴力を経験しているといっても過言ではない。私自身の精神科看護10年余の経歴でも、体験をとおして語るに余りある。

　2004年の日本看護協会の調査では、看護師の「被暴力体験」は、身体暴力3割、言語による暴力3割（複数回答）という結果が出されている。これは精神科だけではなく広く看護全般についての状況であるが、暴力は報告された5倍は存在するという見解もある［Lion et al 1981］。また、2004年の大迫らの調査では、「精神科に勤務する看護師の約9割が暴力を受けたことがある」との結果も示されている［大迫他 2004］（なお、この調査でいう「暴力」には、身体的暴力、言語的暴力、性的暴力も含まれている）。これは精神科に勤務する800名の看護師を対象にした調査であり、より実態に近いものだろう。

　一般的にヘルスケアにかかわるスタッフが暴力を受けやすいことは種々の調査でいわれているが、なかでも看護師がもっとも暴力にさらされる危険性が高い。このため国際看護師協会（ICN）でも「職場における暴力対策ガイドライン」（p.206 付録参照）を示すにいたっている。暴力の実態を把握しようという上記のような本格的な調査研究もその現れであろうが、我が国の看護界でも、ここへきてようやく真剣に暴力への対処に取り組もうという機運になりつつある。

　また、日本の文化や風土が徐々に変化し、社会の成熟とともに個の大切さや尊厳がいわれるようになってきたことも、暴力問題がクローズアップされ、医療職者への暴力に関心が高まっていることにつながっているのかもしれない。先の日本看護協会の調査に、性的な暴力（セクシュアルハラスメント）も入れれば、被暴力経験者は半数を超えるだろう。

　私が看護学生時代のことであるが、お尻を触られたとして泣いている同級生が、指導看護師に「なに泣いてるの！ そんな感情的になっては患者さんのための看護はできませんよ！」などと叱責されている姿を思い出す。

　国際看護協会のガイドラインをはじめとして世界的にも「看護のなかの暴力」が取

り上げられてきている現在、少なくとも精神論で片づけてしまう時代ではないことだけは確かである。

●院内で暴力はどう扱われてきたか

さてここで、これまでの暴力への対処について少し振り返ってみる。私の場合、精神科の臨床での被暴力経験しか持ち合わせていないので、まずその状況を思い出してみよう。

どこの精神科の施設でもそうであっただろうが——いや、いまでもそうかもしれない——「暴力に対処する技法」などというものは存在しなかったし、そこへ議論がいくこともなかった。唯一、技法について語られることといったら、休憩室で、それも先輩諸氏からの口伝えだけだ。つまり、暴力への伝統的対処方法を聞くのである。たとえば、「人手を集める」「毛布を持って対処する」「若手が先頭に立つ」等々であるが、施設ごとに伝わる伝統芸もあるようだ。

もちろん暴力という事態にどう対処するかだけでなく、攻撃性のアセスメントや、暴力が起きてしまった状況をどうやって沈静化させるのかなどの技術についても語り継がれなかったわけではない。しかしそれらは、一連の暴力の過程を「看護技術」を適用すべき対象としてとらえるというレベルではなかった。

一方、夜勤時などに、不幸にして暴力の被害にあってしまうこともある。性差にかかわらず、暴力にさらされれば身体・心理的両面に大きなダメージを受けてしまう。「自分の対応がまずかった」「患者を興奮させてしまった」「暴力にいたったのは自分のせいだ」……等々と、傷つき、自信をもてず自己嫌悪にすら陥ってしまうのである。

それだけではない。まず報告書の提出、怪我があればまたもや公務災害の届書の提出、そして上司からは「なぜ？」と問われるのだ。当然、そのような看護師の心理をフォローする体制もない。同僚看護師に心の内を打ち明け、癒してもらいながら、なんとか時間をやり過ごして自分で解決していくばかりである。このような状況は私だけではなく、いくつかの病院が参加した研修でのディスカッションのなかでも多くの看護師が共有する体験であった。

運悪く暴力に遭遇し、上司に否定的に対処をされてこらえきれずに辞職してしまった看護師も少なくないと聞いている。Cox は看護師の 82％が言葉による暴力を受けていると言い、18％はこれにより転職するとも言っている [Cox 1987]。言葉による暴力でこれだけなのだから、身体的なダメージをともなう暴力であればなおさらであろう。

● 暴力のタブー化、そしてネグレクト

　次に、社会的にはどうだっただろうか。特に精神科の場合は、1980年代に精神医療を揺るがす事件が起きた。宇都宮病院事件である。看護師によるリンチで患者が死亡した。院長をはじめ病院ぐるみでの人権を無視した対応や体質が明るみになり、精神医療そのものの責任を問われる事態となり、社会的な反響を呼ぶこととなった。その後も社会を騒がせる同様の暴力事件が散発したのも記憶している。これらの事件が契機となり、精神保健法成立へとつながっていくのである。

　これらの暴力事件そのものはここで論じている「看護と暴力」というテーマとは次元の異なるものである。しかし、「暴力が日常化していた」というほど暴力が存在していたのなら、暴力そのものへの総合的な対処方法や臨床的な対応こそが、むしろそのときに議論されるべきではなかったのだろうか。しかし実際は違った。逆に、看護師が暴力を論じることがタブーとされた。いや、私たち自身が口をつぐむことを選んでしまったのかもしれない。看護の教育や臨床のなかで、暴力について学んでこなかったことも大きいのかもしれない。

　ではリスクマネジメントという切り口ではどうか。この数年来、医療事故が社会的な話題となり、事故の報道を毎日のように見聞きする。どこの施設でも医療安全管理室が設けられ、インシデント／アクシデント報告が集約され、事故防止への対応がなされている。しかしそこでは、暴力は「医療安全」という立場から問題にされるばかりである。

　そもそもリスクマネジメントのテーマは、訴訟対策、医療過誤の防止である。暴力の発生の要因を、確認の怠りや判断の誤り、技術の不足、あるいは「間違いがあったかなかったか」で解決できるとは、とうてい思えない。平成15年度の国立病院・療養所共同基盤研究の結果では、暴力についてのマニュアルを整備している施設は57％、しかもそのなかの61％は「不十分」と回答している［落合他 2003］ことからも、暴力対応の現状が推察できる。

● 「関係性」というブラックボックス

　看護教育における暴力の扱いについても少し述べておきたい。現在の精神科看護の教科書のなかには、「暴力への対処法（技法）」なるものは見当たらない。吉浜らが紹介しているが、1956年（昭和31年）発行のテキストのなかに、後方から患者の腕を抑える写真、2人の看護師が両脇から腕を抑える写真が掲載され、興奮・暴力のある患者についての対応が説明されている程度である［吉浜他 2005］。

　最近のテキストでは、攻撃的行動、拒否的行動のある患者への対応として、「攻撃

は、行動をおこす人と周囲の人々とのこれまでの関係性のなかで引きおこされる反応である」とされ、「攻撃性の心理の理解」を中心に事例を通して学習していく内容となっている［外口他1993］。

　患者の心理を理解することは、看護の基本中の基本である。おそらく私を含め精神科の臨床で働く看護師は、ここを第一義、大原則として、これまで対応してきたものと思う。それこそ看護師は、暴力に限らずどのような状況があっても相手を理解しようとするし、共感しようとするし、受け入れようとするのだ。

　ただし、「理解、共感、受容」という"関係性"だけで暴力に対応できると考えているとしたら、あまりにもナイーブである。それだけでは解決しないということは、各種の暴力の調査や経験が物語っている。関係性を基本に据えつつも、それだけでなく、「暴力そのものに焦点化した教育」を強く願うところである。

＊

　以上、私の経験してきた世界のなかで、どのように看護が暴力と向き合ってきたのかを述べてみた。

　看護師は24時間、患者のいちばん身近にいる職種であるがゆえに、暴力と直接向き合わざるを得ない。私たちはそれを「患者-看護師関係」という枠組みのなかで、懸命になって暴力にいたった原因を自分に求め、悩み、自責し、苦悩してきた。それを私は実感としてもっているし、援助職として誇るべきことだと思っている。しかしその一方で、「暴力そのものを包括的にとらえて対応する」という側面は抜け落ちてしまっていたのではないかということも感じている。

　「看護と暴力」について考えるとき、重要なテーマは、なによりも「安全」であることはいうまでもない。患者、そしてそれに対する看護師の安全である。そこには、これまで培ってきた患者-看護師関係を生かして「いかに予防するか」という側面とともに、不幸にも暴力が起こってしまったあと「いかに患者と看護師をケアするか」という側面がある。また、上述の「臨床問題、看護問題として暴力をとらえる」というテーマ、「職場環境として暴力をとらえる」というテーマもあるだろう。

　暴力については、まだまだ語られはじめたばかりである。専門職集団として、学問的にも職業的にも暴力と向き合い、対処していく——それが今後の看護界の大きな課題である。

2 看護管理という視点から「暴力」をみる

次に、看護管理といった視点から「暴力」について考えてみよう。

管理（マネジメント）とは何か。手元にある看護管理の研修テキストにはこう書かれている［稲田他 1994］。

《人や物事を上手に扱って、調和を保ちながら正しい方向や望ましい方向に動かしていくという意味を持っている》

《基本的には個々のスタッフ並びにチームとしての能力を高め、動機づけて、意欲を起こさせ、組織の目標を達成するようしむけることである》

《管理の対象は、人、物、金、情報、時間などがあげられる》

看護職者、特に精神科看護師の被暴力経験9割という実態を考え合わせると、「看護管理」といわれるものはいま、危機的な状況と向き合っている。暴力を受けるという経験がいかにその個人の存在や尊厳を脅かすものであるかは、看護職者に限らず誰もが認知していることである。組織を管理（マネジメント）する者にとって、組織の一員の損失——心理的な損失も含めて——は、組織の目標達成に少なからぬ影響を及ぼすことになる。

国際看護師協会（ICN）も暴力にかかわるコストは財政的損失だけではなく、人間の可能性と生産的な社会人になる能力も含まれるとしたうえで、「（暴力に対し）看護職員は最もハイリスクと考えられる労働者カテゴリーの一つである」「医療現場における暴力は有益な患者サービスを脅かすものである。質の高いケアが提供されるためには、看護職員に安全な労働環境と敬意ある対応が約束されなければならない」と述べている（付録参照）。

暴力を受けて骨折をする、あるいは心理的ショックから病休となる。しかも長期の病休となると人的にも財政的にも大きな損失となる。また、組織の全般に不安が広がり、意欲も損なわれ、ひいては看護サービスそのものの質が低下してしまうことは容易に推察できる。管理的側面からの暴力への対処は、組織の目標を達成するために必須のカテゴリーともいえるのだ。

● 「殴られたことよりつらい」体験とは

ある看護師の体験を聞いた。

受け持ちの患者さんがいつもとは違って険しい表情でホールに突っ立っていた。受け持ちだからなんとかしなければという思いと、周囲のスタッフの冷たいともいえる

視線も後押しして、おそるおそる近づいて声をかけた。その瞬間に拳骨で頬を殴打された。めがねは飛び、頬は青く腫れ上がった。他の看護師が駆けつけて、患者さんは保護室隔離となった。

　殴られたとき、そしてその後も続く恐怖は言いようもないほどだった。さらに追い打ちをかけるように負担は降りかかった。上司による「事後の対処」は、殴られた恐怖よりもつらいものだったと言うのである。

　病院受診も勧められず、言い出せず、まずは報告書の記載を求められた。自分で顔を冷やし、涙しながら、なんとか報告書をまとめた。それを読んだ上司は、「なんでひとりで行ったの？ 患者さんの状態をどうアセスメントしていたの？ 精神科の専門看護師なら対処の仕方があったでしょう？」と矢継ぎばやに指導を受けた。その日はけっきょく、そのまま働きつづけ病院にも行けなかった。

　次の日からは青あざになった顔を化粧でごまかし、つらい思いを押し殺して仕事を続けた。夜になるとそのときの光景を思い出し、動悸で眠れなかった。悔しくて、何に悔しいのかわからないくらい惨めな気持ちで、本気で仕事を辞めようと思った——というのである。長年精神科に勤務している看護師であれば、おそらく同じような体験をもつ方も多いだろう。

●個人を守る気概が組織を守る

　この看護師の体験は多くの示唆を与えてくれる。

　第一に、なぜ受け持ち看護師がひとりで「なんとかしよう」と思ったのか。この看護師がそうせざるを得なかった看護組織の風土にまず問題がある。おそらく暴力にいたるまでの予測はできなかったかもしれないが、いつもとは違う切迫した状況にあることは、その看護師が接近しようとするところを見ていた他のスタッフも承知していたはずである。少なくとも、攻撃性や暴力に組織として対処する風土やシステムがあれば、「受け持ち看護師の責任」という負い目を背景にしたこのような行動にはいたらなかったであろうし、患者-看護師双方にとって不幸な事故にはつながらなかったであろう。

　第二に、暴力が発生した後の看護師への対応である。「関係性」ですべてを解決しようとすると、けっきょく「うまく関係が結べなかった」その看護師の力量不足ということにされてしまう。このようにして、かかわった看護師はさらに自分を追い込んでしまうのである。

　この看護師もつらい、悔しいと感じている。見れば誰でもわかることなのに、この事例では、組織を守るための「書類書き」が最優先されている。もちろん書類も重要であることに異論はない。しかしこの状況では、当事者の看護師の身体、心のあり様

私の体験を通して

……平石孝美

　精神科に勤務して30年近くになろうとしているが、「暴力行為のある患者へのかかわり」は、いつまでたっても緊張感や恐怖感をともない、ストレスが高い。しかし緊張感や恐怖感があると身構えてしまい、患者-看護師間のコミュニケーションがとれず、いちばん大切な「関係性」が損なわれてしまう。それはわかってはいるが、葛藤があるのもまた当然ではないだろうか。

■気配り、観察だけではやっていけない

　私たちはこれまで、問題行動があったときはカンファレンスをおこない、「問題行動を起こすときの前兆はなかったか」「問題行動の意味するものは何なのか」「そのときの患者さんの心情はどうだったのか」「看護師のそのときのかかわり方はどうだったのか」などのプロセスを話し合って対策を検討してきた。しかしその焦点は、チームでのかかわり方、受け持ち看護師の役割や他の看護師の役割の再確認であって、直面した暴力への具体的な介入方法についてではない。暴力への対処方法について、具体的な対策を話し合ったことは皆無に等しかった。

　激しい暴力をふるっている患者さんに対応するのは主に男性看護師、それも大人数で対応するといったものであった。リーダーシップは誰が取るかなども話し合われず、とにかく一斉に飛びかかっていくといったものだった。暗黙のうちに了解はあったにしても、「なぜ男性看護師だけがこんな役割をとらなければならないのか」と釈然としない気持ちが男性看護師にも女性看護師にもあったに違いない（女性病棟では男性看護師が配置されていなかったり、いても少ないため、女性看護師たちが毛布や布団などを用いて、暴力をふるう患者さんに対応していた）。

　私が精神科に勤務するようになって最初に先輩看護師に言われたことは、「全身に観察の目をもつこと。特に夜間巡回時はうしろにも目をもつこと。いつどこから叩かれるかわからないから」ということだった。暴力のリスクのある患者さんには「つねに気配りをしなさい」「細やかな観察しなさい」と言われた。

　しかし、具体的な介入の方法については理論的なものはなく、見よう見まねであった。「かかわり方を通して暴力などの問題行動が減少した症例」については、これまでも看護学会等で報告されてきたが、体系的な暴力介入プログラムについての研究・報告はなかった。たぶんどこの病院でも、暴力対処については同じような状態だったと思われる。

■同僚に支えられて……

　20年ほど前に、私が暴力行為に直面したときのことについて触れてみたい。

　Aさんは当時、私と同じ年代の女性、独身の統合失調症の患者さんで、入退院を繰り返していた。発病は10代のころであった。妄想にもとづく暴力の既往はあったが、そのころは穏やかに過ごされ、妄想的な発言はなかった。保護室隔離だったが、付き添いで電話は許可になっていた。

朝7時過ぎに、自宅に電話をしたいと言われるため、付き添って電話をかけ、自室に戻ろうとしたとき急に、Aさんの左側に付き添って歩いていた私のほうを向き、右手で私の右眼瞼上を強打した。一瞬、なにが起こったんだろうと目の前が真っ暗になった。よけることもできず、まともに強打され、呆然と突っ立っていた。

Aさんは、私を見ながら、うすら笑いを浮かべながら、ひとりで部屋に戻った。私はこわくてすぐにはAさんに直面できず、その後は、深夜勤務を一緒にしていたB看護師がAさんにかかわってくれた。そのときは「自分の対応のどこがいけなかったんだろう」と、身体的にも心理的にも痛い思いをしながら、自分を責めてばかりいたことを思い出す。しばらくしてからAさんは、「平石さんは、結婚もして子どももおるやないね」と他の看護師に言ったそうである。嫉妬妄想による行動化だったのかもしれない。

一緒に夜勤をしていたB看護師が勤務終了後、「痛かったよね」「あなたのかかわり方がどうこうじゃないよ、Aさんの症状だと思うけどひどいよね」「電話の許可とかが早すぎたかもしれないよね」など声をかけてくれた。暴力を受けたその場で、自分が感じている痛みや、Aさんに対する対応がどうであったかを話せたことで、身体的な痛みは残ったが、心理的な痛みはずいぶんやわらいだ。

とはいえしばらくは暴力の恐怖でAさんに近づけず、かかわっても最低限のケアをおこなうだけで、ますます溝ができていった。

「このままではいけない。Aさんと向き合わなければケアを提供できない」と思えるようになるまでに時間がかかったが、どのくらいの時間を要したのかは思い出せない。精神科看護でもっとも大切なことは、患者さんの健康的な部分に目をむけて援助することだ。私は、Aさんの健康的な面をもう一度見つけて、向き合おうとした。

「Aさんの暴力の意味するものは何だったんだろう。結婚や出産ができない絶望感が、暴力行為として表現されたのだろうか。『問題行動としてしか自己表現できない、コミュニケーションがとれないAさん』として受け入れ、そんなAさんに共感できなければAさんとの関係は成立しない」と考えられるようになったのは、暴力を受けた後すぐにB看護師に自分の気持ちを話せたことや、支えてもらったおかげであると思っている。

■ 関係を損なわないための「技術」を

30年近く精神科に勤務したが、私にとって、身体的な暴力の体験はこの一度だけである。しかし言語的な暴力や攻撃は、意識しないだけであって、数しれない。

それが臨床の現実であるにもかかわらず、看護学生時代には「暴力行為への対応」といった言葉すら習った記憶がない。暴力行為そのものより、そのような行為にいたるまでの前兆やプロセスを考察してきたのが、いままでのとらえ方であった。しかし現実に必要なのは、暴力に直面したときにどう沈静化をはかるか、もし暴力をふるってきたときはどう身体介入をするか、その後のサポートはどうするのか、に関する「方法」であり「技術」なのである。

今後、理論を踏まえた包括的なプログラムが学生や新人看護師の教育に組み込まれれば、身体的・言語的な暴力に対して苦慮したり、過剰反応することも少なくなるだろう。いままでのように、暴力による心理的なストレスをいつまでも引きずらなくて済む。このようなプログラムは、患者-看護師の「関係」を損なわないために不可欠なものであると思う。

をケアすることが優先されなければならない。

　事態を正確に把握することは重要である。その後の公的（法的）対処も重要であるが、組織の一員である個人＝看護師を保護することが、じつは組織を守ることにも直結するのである。

　第三に、事態が収拾した後の経過も問題として取り上げられる。けっきょく、この看護師は同僚に支えられ、自分で困難を乗り切り現在も仕事をしている。結果がよければ何事もなかったように時間は流れていく。この看護師が被害を受けた状況自体は何事も変わらないのだから、当然、第二、第三の暴力事故が起きる。それらの看護師も、同じようにつらい体験をしてしまうのである。

＊

　看護管理者は、暴力を受けた看護師の心理的な苦悩を継続的にケアしていくこと、その苦悩を最小限にするマネジメントが重要だったのではないか。そして、このことこそが、組織のダメージをカバーし、組織がめざす目標達成を促進する。これがマネジメントということではないかと考える。

　ある病院では、暴力の被害にあった看護師の傷心を癒すとして、1週間の海外旅行を許可し、費用も病院が負担したという話を聞いた。海外旅行とまではいわないが、組織の一員を守り、暴力に対し組織がマネジメントしていくという態勢に大いに賛同するし、前進的な取り組みを共有したいと思う。

　諸外国、特に英国では、1970年代から暴力について国家レベルで対応している。また米国などでは、暴力に対するマニュアル、あるいは現実的な態勢がとられていないと、保険適応の施設として認可されないということも聞いている。我が国においても、国家レベルとまではいわないが、管理的側面からも暴力への対処が求められている。

　管理の最大の要素の一つは危機管理である。「暴力」という事態、これこそが組織の危機であると断言する。

3　暴力はどのように研究されてきたか

……下里誠二

1　暴力を引き起こす3つの要因

　本書で紹介する「包括的暴力防止プログラム」では、暴力を「危害を加える要素をもった行動（言語的なもの、自己への攻撃も含まれる）で、容認できないと判断される、すべての脅威を与える行為」と定義している。ここでは、その暴力が精神科医療のなかでどのようなメカニズムで表出されるかを考える。

　精神科の入院患者における攻撃性の発動過程を、Nijmanは下図のように示している［Nijman 2002］。

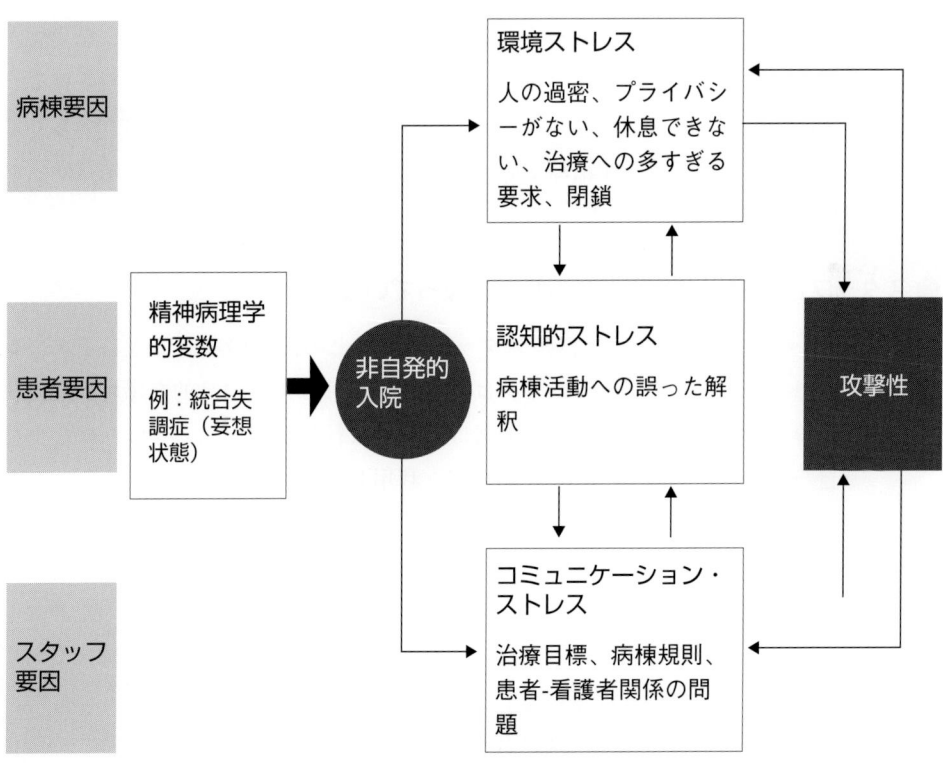

まず、入院形態が非自発的な医療保護入院や措置入院であれば、これ自体がフラストレーションを高め、大きなストレスとなる。これに3つの要因（病棟要因、患者要因、スタッフ要因）が相互に関係しあった結果、攻撃性が発動される。

● 病棟生活そのものが暴力を引き起こす

　「病棟要因」とは、患者がおかれた病棟生活そのものである。病室は大部屋のことも多く、プライバシーが保たれない場所で生活しなければならない。1病棟に40人以上の患者が療養していることも少なくない。

　限られた空間であるホールでは多くの患者が日中過ごしているが、安全配慮の点から持ち込みが制限されていたり、娯楽のための設備が十分でなかったり、少ないテレビを大人数で共有しなければならなかったりする。さらに患者は「治療」として検査やプログラムが要求され、「看護」でも生活指導などさまざまな要求がなされる。これらがさらに患者のストレスを大きくする。

● 患者の病状自体が暴力の要因になっている

　「患者要因」とは、患者のもっている疾患そのものである。たとえば統合失調症で幻覚妄想状態であれば、内容そのものが「あいつを殴れ」というような命令性の幻聴になっている場合がある。あるいは「スタッフは悪魔だ」というような妄想が、患者を暴力に駆り立てることになる。また、病状からくる認知的解釈の誤りによって「私を薬漬けにして殺すつもりなんだ」とか「一生ここに閉じこめておくつもりに違いない」というようにケアや治療が誤って解釈され、スタッフに対する敵意が生じることになる。

● スタッフとの関係が大きなストレスになっている

　「スタッフ要因」とは、医療スタッフと患者との関係のなかで生じるストレスである。患者が望まなくても、たとえば急性期であればより保護的な環境に調整することが最善の治療であると考える医療者は、患者に行動制限を加えなければならない。

　自殺予防のためにより安全な隔離室を利用してもらったり、外出を制限せざるをえないというような場合である。患者が服薬を拒否していても、どうしても服薬を促さなければならないことも多い。典型的には、注射というかたちで直接患者に痛みを加えなければならないことになる。慢性の統合失調症などで無為自閉のために清潔行動がとれない場合などにも、本人が望まなくても更衣などを促さなければならず、直接身体的接触をしなければならないこともあるだろう。

　こうしたときにスタッフは患者とコミュニケーションをはかるが、この際に生じる

のが「コミュニケーション・ストレス」である。

● コミュニケーション・ストレスとは

　このコミュニケーション・ストレスに関して Wittington & Wykes は、精神障害者の暴力がその症状や人口統計学的な変数のみで論じられることに疑問を呈し、健常者と同様な心理学的な発動過程、すなわち「不快刺激に対する反応としての攻撃」が無視されていると指摘している［Wittington & Wykes 1996］。

　医療スタッフは専門職として考えうる最善で質の高いケアを提供しているつもりだが、この行為自体が患者にとっては不快刺激であることには、つねに注意をする必要がある。

　さらにこのコミュニケーション・ストレスにはもう一つの側面がある。それはスタッフ自身が不適切な対応をしてしまうことによって生じるものである。「明らかにスタッフが患者を怒らせている」と感じられるような高圧的なもの言いであったり、説明の不足などである。精神科病棟ではとかく暴力が「精神症状によるもの」とか「パーソナリティによるもの」と解釈されやすいが、じつはスタッフが与える刺激によるものである可能性もある、ということである。

2　暴力のリスクファクター

● 各種研究でのリスクファクター

　暴力のリスクファクターについては、これまで精神医学の領域でも多くの研究がなされている。1994年の有名なマッカーサー研究［Steadman & Monaham 1994］では、入院患者1,000名の退院後の地域内暴力を調べ、リスクファクターを研究している。

　これによれば、重大犯罪による頻回の逮捕歴、男性無職、幼少時の虐待体験、PCL-SV（Psychopathy Checklist-Short version=精神病質チェックリスト短縮版）が高得点、父親の薬物使用、15歳未満での父親不在、頭部外傷による意識消失の既往、薬物乱用歴、NAS：Novaco Anger Scale の高得点、暴力の空想のある者、が暴力のリスクファクターとしてあげられている。

　欧米で有名なリスクアセスメントツール、HCR-20［Webster et al 1997］では、暴力行為既往歴、若年での初回暴力、不安定な人間関係、雇用問題、薬物使用の問題、主要精神疾患、サイコパシー、早期の不適応、人格障害、管理失敗既往歴、内省の欠如、否定的態度、主要精神疾患の進行中の症状、衝動性、治療抵抗性、が評価項目である。

　また、Monaham らは ICT：Iteration Classification Tree として、犯罪（器物破損や薬

物）での逮捕歴があり父親の薬物使用、犯罪（窃盗、レイプ、殺人）での逮捕歴があり最近の暴力ファンタジー、統合失調症ではなく怒りの反応が強く非雇用で強制入院の者、を高リスクグループとしている［Monoham et al 2000］。

● 共通するファクターを理解しておく

しかしながら暴力研究では暴力リスクに関する見解は一様ではなく、たとえば統合失調症はリスクであるとするもの［Tardiff 1984など］、統合失調症の診断とは関係ないとするもの［Kay et al 1988など］の両方がある。

Steinertは過去の研究のレビューから暴力のリスクファクターとしてあげられているものをまとめている［Steinert 2002］。ここであげられているのは、過去の暴力歴（暴力で問題解決をはかる、暴力で利益を得るような体験）、犯罪歴、男性、若年、非行歴、アルコール・薬物の使用、診断（統合失調症、薬物依存、人格障害、双極性障害）、症状（妄想、幻聴、命令性の幻聴、思考障害）、病識の欠如、感情（敵意や抑うつ）、アカシジア、などである。

多くのリスクファクターには肯定的見解と否定的見解があるが、双極性障害、人格障害の診断、過去の暴力歴や暴力犯罪歴、隔離やスタッフによる行動制限、は多く支持されており、こうした因子がリスクファクターとしてとらえられていることは十分理解しておくべきである。

3　精神医療の現場における暴力

● 比較研究がしにくい領域

医療従事者であれば、暴力的な場面に対峙した経験をもっている者は多いだろう。特に精神医療の現場に携わっていれば、スタッフ自身に攻撃性が向けられることも多い。

精神科における暴力の発生率は、木暮らの研究では実際の身体的暴力は急性期10％、中毒一般病棟14％、慢性期病棟19％［木暮他 1993］であるが、脇元らの研究では身体的暴力は47％［脇元他 1997］とさまざまである。

多くの暴力研究では、暴力を身体的暴力に限定しているのか、暴言なども含むのか、あるいはそのデータが事故報告によるものか、看護記録や医師記録等からのものか、スタッフへの聞き取りか、など「定義」や「研究方法」に違いがある［宮田他 1994］という問題がある。さらに、暴力発生前に適切な介入（言語介入、あるいは投薬などの化学的介入、隔離などの物理的介入など）がなされたために見かけ上暴力が起こって

いないという場合もあるため、研究間の比較がしにくい [Steinert 2002]。

● どんなスタッフが攻撃されやすいか？

それでは攻撃されやすいのはどのような人であろうか。

過去に言われている事実からもまず、患者の攻撃性におびえてしまう人は攻撃されやすいことが知られている [Ryan & Poster 1989]。あるいは患者のパーソナルスペースに不用意に侵入してしまう人も、患者の攻撃性を高めてしまう。

さらには相手のプライドを傷つけてしまったり、スタッフが攻撃性を示してしまう場合 [Turnbull 1999] なども患者から暴力を受けやすい。これは個人の性格特性にもよるだろうが、「患者の暴力や攻撃性は、そのものがケアの対象である」ことを理解せずに不適切な応答をしている場合もあると考えられる。

もう一つは、経験の浅い、暴力の教育を受けていないスタッフが攻撃を受けやすいということである [Mason & Chandley 1999]。相手が経験の浅い、対応がうまくできないスタッフとわかれば、「この相手になら暴力で自分の要求を通すことができるのではないか」と患者は考えるかもしれない。または「この相手になら暴言を言ったとしても、たいしたことになるまい」と考えるかもしれない。

これらは、暴力について適切な介入方法を知らないために自信がもてなかったり、誤った介入方法をしてしまうために起こるものだろう。いずれにしても、適切な教育が必要なことは明らかである。

④ 暴力に対して援助者はどこに立つべきか

……向谷地生良

1 "防力"としての暴力

● 一般の暴力と「障害としての暴力」

　一般的社会でみられる暴力と、統合失調症など精神障害をかかえた当事者が陥る「障害としての暴力」のあいだには、どんな差異があるだろうか。
　社会においてみられる暴力は意図的かつ計画的な側面があり、ある意味で暴力という手段を当事者が主体的に選択したかたちで顕在化する。それに対して統合失調症などの精神障害をかかえた当事者の「暴力」は、むしろ逆である。病状や症状の勢いに主体性を喪失してしまった状況か、あるいは、みずからの中に蓄積され抑圧された不全感がはけ口を求めて噴出するかのように、自分に対するコントロールが困難になった状況のなかで勃発するといってよい。そこを取り違えると、対応に根本的な差異が生じてしまう。

● 見えている世界の「落差」

　以前、看護雑誌にも次のようなエピソードが紹介されていた［三宅 2002］。
　《Kさんは、30代の女性患者。精神分裂病という診断名で、初めての入院だった。なかなか安定せず、保護室を利用する期間が長かった。夜はほとんど不眠で、病院の外に聞こえるくらいの大きな声で歌を歌っているような状態であった。落ち着いているときはニコニコしてとてもかわいらしい感じの患者なのだが、感情の起伏が激しく、怒っているときには手がつけられない状態になってしまう。［……］それでも、なんとか安定して保護室から個室へ移室することができた。ときどき不安定になることもあったが、入院生活を送っていた。
　ある日、食事の途中で席を立ってしまったKさんを追いかけて、私は「なぜご飯を食べないの？」と声をかけた。食堂に戻って食事を続けるよう説得しよう、そう思っていたとき、振り返ったKさんから突然平手打ちが飛んできた。バシ！「あんたに何が分かるの!!」

そんなことが起きるとは予想もしていなかった私は、まともに平手打ちを受けてしまった。痛みと衝撃で、まさしく目から火花》

　この場面で、いったい何が起きたのだろう。
　ポイントは、突然、食事の席から立ってしまったKさんへ「なぜ、ご飯を食べないの？」と、至極あたり前の声かけをした看護師の対応と、「あんたに何がわかるの‼」と言い放った当事者の言葉との"落差"にある。それは、お互いが感じ、見えている世界の落差である。そこのところをもう少しわかりやすく説明するために下図を参照していただきたい。

● **不安と恐怖にかこまれた世界でもがく**

　この図は、統合失調症をかかえた当事者（男性）の説明をもとに作成したものである。彼は「近所の人が自分の家族の悪口を言っている」「通行人が自分をからかう言葉を言った」などと言い、近隣とのトラブルや家族への暴力ばかりでなく、院内においても壁に穴をあけるなどの暴言暴力が絶えなかった。住んでいるアパートの傍らの通学路を歩く高校生の話し声が自分を小ばかにする声となって耳元に響き、走り去る自動車のエンジン音に混じって「ひき殺してやる」という脅迫めいたメッセージが伝わってくる。彼は不安と恐怖のなかで、必死になってこの危機を生き延びようと、もがいていた。
　そればかりではない。彼にはもう一つの苦しみがあった。それは日夜続く身体にあ

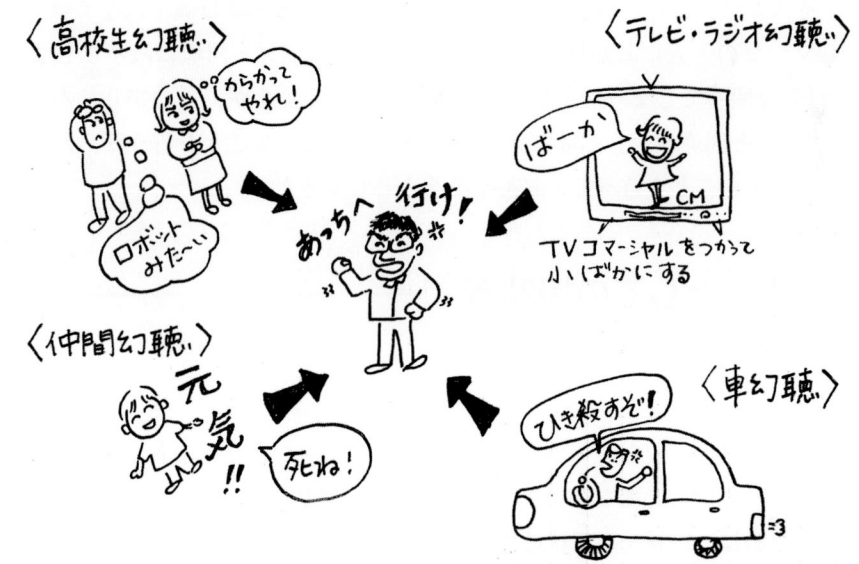

出典　浦河べてるの家『べてるの家の「当事者研究」』医学書院、2005年、123頁

らわれる異変だった。突然、頭が陥没し、目の前で腕のホクロが移動する。朝になると、まるでオカルト映画でも見ているように顔に文字が浮かび上がる。夜中に誰かが侵入してこのような悪戯を仕掛けていると考えた彼は、同じ住居に住む人を疑い、不安から夜寝ることもままならない状態のなかで過ごしていた。

● 「ゾンビ・パフォーマンス」とは

そんな不安や恐怖を唯一やわらげる手段は、高校生をにらみ返し、「いいかげんにしろよ！」と大声で怒鳴り、ドリンクをがぶ飲みし、壁を蹴飛ばし、家族を殴ることだった。その彼が、入院をきっかけに症状自己管理やコミュニケーションスキルの獲得に向けたプログラムを体験することによってバランスを取り戻してきたとき、みずからの陥った暴力の経験を語ることを通じてできあがったのが先に紹介した図である。

みずからの体験を「ゾンビ・パフォーマンス」というかたちで再現してくれるというワークショップを、病棟スタッフに協力してもらって実施したことがある。彼は、いわゆる振付師である。1人のスタッフが「彼」の役割を買って出て、あとの5人のスタッフが「ゾンビ」をやり、1人が母親の役目をした。

そこで再現されたのが、ゾンビの幻覚におびえる彼の姿と、波状攻撃をかけてくるゾンビの不気味さであった。ゾンビの背後では、母親が心配していろいろと声をかけてくる。しかしその声は、ゾンビと必死になってたたかう彼の視野には入らない。彼は必死になってゾンビの手を振りほどこうとし、ときには、殴りつけようとする。

そんな彼に、母親は近づこうとする。しかし、それは母親ではなく執拗に追いすがるゾンビの一人にしか見えない。彼は母親を、ゾンビ同様に殴ってしまう。やがて「母親を殴ってしまった！」という事態が見えてくるが、後の祭りである。なかなか「ゾンビと間違った」とは言えない。いつも「余計なことを言うからだよ！」とその場しのぎのことを言って、お茶を濁そうとしてきた。

2 「援軍」としての援助者

● 加勢に来たぞ！

以上の例でも明らかなように、統合失調症をかかえる当事者が陥りがちな暴力に対して第一義的に必要なのは、「暴力にいかに対処すべきか」の議論ではない。そこに必要なのは、幻覚・妄想状態の恐怖のなかで、その脅威におびえながらも、自分を守ろうと必死になっている当事者の孤独な戦いに、「加勢に来たぞ！」と共に応戦する

姿勢である。

　応戦のポイントはなによりも、敵味方の識別が困難な状態で弾を乱れ打ちするような状態に陥っている当事者の前に、不用意に立たないことである。流れ弾に当たってしまうようなかたちで、暴力の被害を受けることになるからである。先の母親の例がそれに近い。

　次に大切なのは、混乱に陥っている当事者が敵味方の識別がしやすいような振る舞いやコミュニケーションを心がけることである。それは具体的にはどのような態度か。当事者が感じている非難と悪意に満ちた幻覚・妄想の内容と正反対のポジティブな言動と態度である。

● 「質問」と「指導」がなぜ暴力を増長させるのか

　往々にして、症状に振り回された状態の当事者の振る舞いは、突飛でまとまりに欠けている。だから当然、注意されたり、叱られたりする場面が多くなってしまう。しかしここで援助者が注意すべきなのは、もし仮に壁を叩いたり暴言を吐いたりするような場面に直面したときでさえも、「単純に叱ると逆効果になってしまう場合が多い」ということである。

　クライエント中心療法で有名なC.ロジャースは「愛には、二つの側面がある。受容的な愛と、批判的な愛である」という趣旨の言葉を語っている。この立場に立つならば、そこで必要なのは「批判的な愛」である。非難ではない。しかも、批判すべきは「行為」であって「人間」ではない。そのような行為に陥った当事者を慰め、共に「不適切な行為」を批判的に見つめ、共に策をめぐらす態度とコミュニケーションが、「批判的な愛」である。

　そのような視点から考えると、先に紹介した食事を途中でやめてしまったKさんへの「なぜご飯を食べないの？」という声のかけ方は、質問というよりも、「ご飯はちゃんと最後まで食べなさい」という"注意"を意図したコミュニケーションになっている。Kさんにしてみれば、味に異変を感じたのかもしれない。幻聴が「食べるな」とか「太っている」とちょっかいを出したのかもしれない。

　いずれにせよ、食べることで本人なりになんらかの不利益が生じる事態に直面し、「食べたいのに、食べることが困難」な状況に陥った可能性が高い。そのような場面での「質問」と「指導」は、当事者の敵味方の識別をより困難にし、混乱を助長するコミュニケーションだといえるだろう。

● 一貫して「先取りした理解」の態度を示す

　このような場面で病棟スタッフにとってもっとも大切なのは、「あなたにどのよう

なつらい状況が生じているか、私たちには察しがついています。そのつらさから脱け出す作業を、私たちにも手伝わせてください」という意図を込めたコミュニケーションである。

「どうして……」という質問調のコミュニケーションは、裏を返せば「私は、あなたに何が起きているのかがまったくわかっていない」という状態を暴露しているようなものである。私たちは、実際には何が起きているのか手探りの状態にありながらも、「わかっている」という先取りした理解の態度を一貫して示す必要がある。

このような態度こそが当事者の識別を容易にする。そして当事者は、他人に説明のしようのない脅威にさらされている不安の毎日のなかで、「援軍」を得た気持ちを獲得することができるのである。

統合失調症をかかえた当事者の「暴力」の本質は、まさしく自分をいかに守るかという"防力"にあり、その"防力"へ共に参加し、協力していこうという姿勢が、当事者の過剰な"防力"行動を、適切なものへと変えていくきっかけとなる。

3　私たちはどこに立つべきか

●人と人とのあいだ——単なる関係論を超えて

精神障害者の陥る暴力という現実を前にして、私たち援助者はどこに立つべきか。それを考えるうえで忘れてはならないのは、アメリカの精神科医師、H. S. サリヴァンと精神病理学者の木村敏の言葉である。

サリヴァンは、統合失調症患者にかかわる基本姿勢として「私は多くの分裂病の人を実にヒューマンであると感じるものである」[Sullivan 1962] という言葉を残している。また木村敏は、朝日新聞のインタビューで次のように語っている。

《この半世紀はね、精神病理学がマイナーになっていった50年でもあるんです。精神病は心の病か、脳の病気かという議論は18世紀から続いてきたのですが、戦後、向精神薬が登場して、薬で治せる、だから脳病だとする学説が「勝った」ことになった。特に80年代以降は、私はそんな風潮に反対してきたのです》《精神病の根源は個人でなく、個人と個人の関係性、私が呼ぶ「あいだ」にあるのではないかと思う。自分のあり方を決めているのは、他者との関係に他ならないですから》[朝日新聞 2005]

この両者の立場から言えば、当事者自身も決して望まない「暴力」という危機状況に陥った一人の人間に向き合う援助者の態度や見方も、基本的にヒューマンでなければいけない。では、幻覚や妄想に翻弄され、人間としての主体性を失った状態において暴力行為が起こりやすいとするならば、「生きる」という主体性の獲得と回復はど

のようなかたちで起こるのか。それは、人間としてどのような状況のなかにあっても徹底して尊重され、信頼された関係——人と人とのあいだ——の中でしか始まらないだろう。

その意味で、精神障害をかかえた当事者が「暴力行為に陥る」という、一見、もっとも尊重されにくい緊迫した場面においてこそ、徹底して当事者は尊重され、人権が保障されなければなければならない。

● 「大丈夫だよ、助けるからね」

私たちは、その困難な作業を、共にやり遂げる"同労者"となる。対決的に向き合うのではない。どんな場面でも、さり気なく当事者の傍らに立ちつづけ「いつでも、肩につかまって構いませんよ」と言うしぶとさと、やむなく当事者の陥った暴力的な行為に防御的に対処せざるを得ないときには、「ごめんね……大丈夫だよ……助けるからね」とはっきりと言葉に出してこちら側の意図を繰り返し伝え、謝りながら、対処する姿勢が必要となってくる。

その意味で私たちの介入とは、「当事者が用いる暴力に対抗して、援助者が用いる正当防衛としての威力の発動」という図式とは根本的に異なるものである。

私たちの介入の第一の目的は、病勢に影響されて圧倒的な恐怖と不安に取り囲まれて孤軍奮闘している当事者のもとに馳せ参じ、当事者自身に「援軍が来てくれた！」という安心の実感をもたらし、劣勢を挽回し、形勢の逆転を助けることにある。私たちは、「声かけ」「抑制」「身体への接触」のあらゆる介入の場面を通じて、妄想や衝動に翻弄される当事者に、援助者側の思いを伝え、妄想と現実の世界の逆転の手がかりを与える努力をしなければならない。本書で紹介されている暴力への介入技術も、基本的にそのような意図を前提としているのである。

● 「スキルの獲得」がなぜ必要なのか

これまで精神医療の領域では、本書で扱うようないわゆる「暴力の問題」は、どちらかというと正面から議論しにくいテーマであった。「精神障害者を危険視している！」という"正論"の前では、「暴力にどう対処するか」ということが現場で直面しているきわめて大切なテーマでありながら、取り上げにくい空気があったのだ。その結果、多くの人たちの目に触れ、多様な意見や批判を受け入れるという機会や検討がないままに、現場は恣意的で経験的な手法に頼らざるを得ない状態にあったのである。

それゆえいま一度、単に「精神障害者の暴力問題」を表層的に語るのではなく、当事者が陥る危機のあらわれであり、顕在化することの困難なニーズとしての「暴力」

に対して、私たち援助者がどう介入したらよいのかを語らなくてはいけない。

　いま私に言えるのは、次のことである。

　適切に介入するためには、第一にはっきりとした理念と、第二にそれを具体的に実現するための「スキルの獲得」が必須である。これらを身に付けることによってはじめて、もっとも苦しんでいる当事者と援助者自身が共に守られる。それによって早期の関係修復が可能となり、さらには「暴力」的行為を"回避"する力を獲得したいという主体性が、当事者自身に育まれるのである。

第1部　理論編

Ⅱ

包括的暴力防止プログラムとは何か

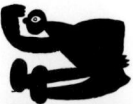

……下里誠二

この章では、「包括的暴力防止プログラム」の定義、開発の経緯、期待されることなど概略的なことについて紹介し、具体的な実践の手引きは次章以降にまとめて記す。

1 「包括的暴力防止プログラム」とは

「包括的暴力防止プログラム Comprehensive Violence Prevention and Protection Programme : CVPPP」とはその名のとおり、包括的に（Comprehensive）、暴力（Violence）を、予防（Prevention）、そして防止（Protection）するためのプログラムである。

「包括的」と名を冠しているとおり、ただ単に身体的な暴力行為を物理的な力で抑止するためのものではない。具体的には、「リスクアセスメント」「ディエスカレーション」「チームテクニクス」「ブレイクアウェイ」「ディブリーフィング」という構成要素を含む、系統的で包括的なプログラムである。

すなわちこのプログラムは、押さえ込むための身体介入技術を指すものでは決してない。この点には常に注意することが必要である。

また言うまでもないが、本プログラムの開発者は決して精神障害者を危険ととらえているわけではない。これまで暴力への介入方法が示されないために、恣意的で、ときに過剰な対応に陥りがちだった臨床現場に向けて、援助者としての視点で開発されたプログラムである。

2 プログラム開発の経緯

● 欧米の暴力対策に追いつくために

欧米では1970年代からすでに患者の暴力に適切に対応するための取り組みがなされてきた。英国では Control and Restraint（C＆R）法 [Lewis 2002、Southcott et al 2002] が代表的である (p.11)。これは、暴力の多い病院でスタッフが外傷を負ったり、不適当な抑制によって患者が窒息死したり骨折などの外傷を負うといった事態を解決するために開発されてきた方法である。具体的には、①スタッフ、患者双方の外傷の減少、②スタッフの病欠の減少、③言語的介入の増加、④差別的な態度をなくす、などが目的とされている。

欧米では「暴力は容認しない」という考え方の下、組織的に暴力に対する方針が示

されており、そのなかで「適切な暴力への介入法とその教育」が必要であることがうたわれている。医療福祉の現場で働く者は暴力を受けるリスクが高く、さらになかでも精神医療現場で働く者はよりハイリスクであるため [HMSO 1987]、安全な職場環境をつくるためのポリシーが上部団体や各組織で作成されてきた [NIMHE 2004、村上 2003]。

　一方我が国では、国際看護師協会（ICN）声明でも職場の暴力を適切に管理する必要性が叫ばれている（付録参照）にもかかわらず、暴力や攻撃性に対する専門的な介入技術を教育したものはこれまでほとんど存在していない。国レベルでの暴力に対する指針とその教育が体系化され、さらに病院レベルでの明確な指針が作成されることが急務であるが、それに先立ち、適切な介入技法とその教育方法の確立を目指す必要があった。すなわち、「新しい専門技術をつくりあげることによってその有効性を示し、これを契機として日本の精神医療の枠組みの中に組み入れていこう」というボトムアップの取り組みである。

　具体的には、『平成15年度国立病院・療養所共同基盤研究「暴力に対する効果的なリスクアセスメント及びマネージメント：マニュアル作成に向けて」』を進めるのと同時に、肥前精神医療センターでは暴力介入の院内研修グループを立ち上げた。

● 日本独自の技法の確立

　「包括的暴力防止プログラム」と命名されたこのプログラムは、少ないスタッフ数で多数の患者をケアする日本の現状や、欧米人に比べ小柄であるという体格的な特性を鑑みて、英国のC＆Rとは異なる日本独自の技法の確立を目指した。

　もともと欧米の身体介入法は日本の合気道などの武道を元につくられている。ただし日本の、特に女性スタッフへの適用を考慮すれば、より少ない力で安全に介入できることが必要だし、これまでトレーニングのなかった日本ではなにより「覚えやすい」ことが要求された。

　『平成15年度厚生労働科学研究「触法精神障害者の看護ならびに地域支援に関する研究」』（分担研究者：宮本真巳・東京医科歯科大学教授）のなかで肥前精神医療センターの研修グループは、吉浜文洋・静岡県立大学短期大学部助教授を中心とするグループと暴力への介入技法について情報交換をおこない、その手法を検討した。さらには佐賀県警察本部、北九州医療刑務所で暴力への介入技術についてトレーニングを受け、身体介入法の検討をおこなっている。

　2004年2月6日に、これらを元に開発した包括的暴力防止プログラムの報告会を基盤研究協力施設を招いて開催、2004年6月14〜18日には関係施設の看護スタッフを集めて「第1回包括的暴力防止プログラム研修」を開催するにいたった。

3 プログラムに期待されること

　本プログラムは、理論にもとづいてシステマティックに介入することでリスクを減らし、安全な環境を守るものである。現状の介入方法と比べて、以下のような効果がある。

●安全なマネジメント

　暴力発生時にスタッフが重傷を負ったり、あるいは患者が大勢で上から抑えられて呼吸循環不全となり致死的な状態に陥ることを防ぐ必要がある。このプログラムで介入することにより双方のリスクを最小にできる。

●尊厳を保った介入

　ディエスカレーションや、チームでの身体介入アプローチ、暴力事態後のアフターケアでは、なによりも「患者の尊厳」を保つこと、「プライドを傷つけないこと」を重視する。これはケアを提供する者として非常に重要な姿勢である。スタッフが暴力に暴力をもって対応したり、怒りに怒りをもって応ずれば必ず「報復」と受け取られ、再攻撃を刺激してしまうだろう。

●明確な役割分担

　身体介入においても、これまでの「場当たり的」介入に比べて自分のとるべき役割が明確になり、的確な動きが可能になる。また役割分担をすることによって、患者にとっても交渉する相手が誰なのかがはっきりする。

●看護師の自信

　暴力に対応するためには（適度な）自信が必要である［Rice et al 1989］。自信をもつためには教育、サポート、経験が必要であるといわれ［Mason & Chandley 1999］、たとえばブレイクアウェイのトレーニングを受けることにより、看護者の恐怖と攻撃性が減少したという報告も見られる［Phillips & Rudestam 1995］。

●看護師の態度

　たとえば看護師も、患者にあまりの罵詈雑言を浴びせられるとさすがに「キレ」てしまいそうになることもあるだろう。正しい理論の習得は「なるほど、そういう状態なんだな。では私はこうしよう」という冷静な判断力をもたらす。このことは「けっ

きょく冷静沈着がいちばんストレスが少ない」[春日 2004]という点で、看護師自身の心理的負担を軽減する。

● **不必要な投薬、隔離をなくす**

攻撃性が亢進して暴力に及んでしまった患者による「他害の危険」は回避されなければならない。精神保健福祉法上、それが「隔離」の目的の一つとなっている。しかし隔離は、他に代替方法がない場合、必要最小限におこなわれなければならない[浅井 2000]。したがって「危険を回避する」ためのスタッフの暴力介入の能力が低ければ、「危険を回避できないので隔離継続」となりかねない。「隔離せずに安全にケアできる」とスタッフが自信をもって言えれば、「危険」の判断基準を上げることにつながるだろう。

加えて純粋に病状が原因で暴力行為にいたったと考えられるものは40％にすぎない[中谷・安 1996]という報告もある。すなわち、暴力があったからといって即、臨時の投薬をする必要がない場合も多いのである。

● **女性スタッフも参加が可能**

このプログラムは体力がなくても習得可能なように構成されているので、女性スタッフも参加可能になる。それにより、暴力行為があると男性スタッフだけが駆り出されるような「スタッフ役割の偏り」が是正される。

● **スタッフの心理的ストレスへの対応**

暴力にあったスタッフは心理的にもダメージを受ける。このプログラムでは特にディブリーフィングにおいて、こうしたスタッフに対するサポートが強調されている。

4 さまざまな誤解をめぐって

「攻撃性」や「暴力傾向」が患者の病態の一部であり、それが彼らの社会適応を阻む要因であるならば、暴力にかかわることは一つの治療的意味合いとして解釈されるべきであろう。適切な技術をもっていないことが暴力をさらに複雑で重大なものにしているのだとしたら、暴力行為に適切に介入する方法や、「暴力マネジメント」についての知識を習得することは当然必要だ。これらについて教育されていない看護師を暴力に対峙させることは、無経験の新人看護師にいきなり手術の介助をさせるようなものである。

巻末のICNによる「職場における暴力対策ガイドライン」をみても「暴力を許さ

ないという姿勢を明示すること」「暴力を含む職業上の危険を抑止するための継続教育プログラムが開発されていること」が組織にとって必要なこととしてあげられているとおり、こうしたプログラムが不可欠なのは疑うべきもないが、一方にはさまざまな誤解もある。

● 護身術でよい？

　たとえば、わざわざプログラムを開発しなくても、一般的な護身術を取り入れればよいではないかという意見がある。たしかに人を抑えたり振りほどいたりする技術はそれで身につくだろうが、不必要に患者を痛めたり、その「武道的な姿勢」は患者に威圧感を与えるかもしれない。犯罪の抑止に焦点を置く警察の逮捕術や、護身のために相手にダメージを与えても身を守るという護身術とは違って、私たちはあくまで医療的な視点をもつべきである。

● 専門機関に任せればよい？

　欧米では暴力対処のトレーニングを専門の教育機関に委託することもある。しかし日本では、こうした教育に多額の支出ができないのも事実だろう。

　といって、各病院ごとに手法を考えればよいというわけにもいかない。英国の例では、Ｃ＆Ｒが施設ごとに分化して手法がバラバラになってしまい、教育プログラムの内容自体も異なってきているといわれる [Lee et al 2001]。そうなると施設を変われば新しい手技を学ばなければならなくなるという問題があり、また教育が一様でなければその効果は判定しにくい。その意味で、経済的にも導入しやすく、ある程度共通のプロトコルをつくることができるプログラムが求められている。

● 非人道的？

　こうした技法が「精神障害者を危険な人と決めつけて、警察の逮捕術のように拘束することは倫理的に問題がある」と感じられる方もいるだろう。しかし、なんら介入の専門的技法をもたずに闇雲に暴力を抑えようとして、その結果患者に精神医療に対しネガティブな印象を形成させたり、あるいは怪我をさせてしまうことのほうがはるかに非人道的である。このプログラムは、そうした問題を解消するためのものである。

　このプログラムにおける身体的な介入法はあくまで医療的な視点を加えつつ、日本の特性（体格の小さな女性看護師もいる、暴力介入の技法に関しての訓練に慣れていないため覚えやすいことが要求される）を考慮している。

　また、こうしたプログラムは日本では初めてであるために、「患者が危険だという先入観をもたせるのではないか」とか、「技術が悪用される可能性があるのではない

か」というような抵抗感をもたれる方もいると思われるが、決してそうではない。このプログラムでは一貫して「患者の尊厳を保つ」ことに努めるべきことを強調しており、このことが本プログラムの最大の特徴でもある。

● 治療とは無関係？

精神医療の閉鎖性や密室性はこれまで数々の悲惨な虐待事件を生んできた。看護職員による患者への暴行事件の背景には、患者の攻撃性に対して「力には力をもって」とか「患者を拘束された囚人のように」扱おうとするような、はなはだ誤った感覚の下におこなわれたものがあるだろう。そうであるならば、「攻撃すればそれはさらに患者の攻撃性を高める」とか「あくまで医療としてどう考えるか」という基本的な考え方を学ぶ必要がある。

このプログラムは、「看護師が患者に対するときの基本的な姿勢」の延長線上にある。「攻撃性」や「暴力」によって利益を得ようとする患者の反応を、看護介入によって解決しようとするものである。その視点は従来の精神看護の姿勢、すなわち治療的関係を発展させ、健康問題をその行動反応からとらえて援助しようとすることに、なんら変化を与えてはいない。セルフケアや社会的スキルを援助しようとするのと同様に、暴力という問題をもつ患者に、積極的にかかわりケアをする視点をもとうとしているのである。

5　倫理・法的問題

「精神病者の保護及び精神保健ケアの改善」に関する国連決議（1991年）には、「すべての患者は、不適切な投薬を含む危害、他の患者、スタッフもしくは他人による虐待又は精神的苦悩もしくは身体的不快をもたらす他の行為から保護される」「すべての患者は、最も制限の少ない環境で、最も制限の少ないもしくは最も侵襲的でない治療によって、自己の健康的ニーズ及び他人の身体的安全を護るニーズに適うように処遇される権利を有する」と記されている。

● 「不快」からの保護

場当たり的な介入がどのような身体的不快を引き起こすか予測できるものではない。したがって、この点を考慮したシステマティックな介入は必須である。また、人の上をまたぐ、抱きつく、腹や胸の上におおいかぶさるなどの行為は、人の尊厳という問題から最大限に配慮されなければならない。さらに、本書巻頭の「はじめに」で述べているとおり、患者を暴力から物理的に保護することによって外傷等を防止し、

暴力を起こした患者が被る社会的な不利益から保護することも必要である。

● 安全配慮義務

医療者は、患者の入院生活の安全を確保する「安全配慮義務」を負っている。これを守らずに患者が怪我をすれば、債務不履行（民法415条「債務者カ其債務ノ本旨ニ従ヒタル履行ヲ為ササルトキハ債権者ハ其損害ノ賠償ヲ請求スルコトヲ得債務者ノ責ニ帰スヘキ事由ニ因リテ履行ヲ為スコト能ハサルニ至リタルトキ亦同シ」）として、また不法行為（民法709条「故意又ハ過失ニ因リテ他人ノ権利ヲ侵害シタル者ハ之ニ因リテ生シタル損害ヲ賠償スル責ニ任ス」）となる可能性がある。

このプログラムでは、訓練中から「どうすればもっとも患者に苦痛を与えずに安全に介入できるか」を考えることを強調する。このプログラムを習得しようとする際は、この点をつねに考えながらおこなうことが必要である。

また、管理する病院側にも、この安全配慮義務はある。組織は職員の安全に配慮する義務があり、これを怠れば安全配慮義務違反となる。過去には適切な抑制方法を教育されていない看護助手が、C型肝炎をもった患者を抑制中に咬まれて感染してしまった例がある［藤野他 2004］。この事例では、被害者の看護助手の訴えに対し病院側は「安全配慮義務違反」により敗訴している。

これは暴力介入でも同様である。マニュアルを整備せず、暴力に対する教育を施さずに介入させて、もしスタッフが外傷を負えば組織の安全配慮義務違反となるであろう。

● インフォームドコンセントに関する問題

「包括的暴力防止プログラム」は、具体的な援助の形をもつプログラムである。したがって、このプログラムを使用することは明確に患者に示され、可能な限り同意を得る努力をすることが望ましい。

このプログラムを使用する際には、施設単位あるいは病棟単位で、次のことを説明するべきである。
・私たちは暴力行為を放置しないこと。
・暴力を起こしそうになる患者さんが怒りをしずめ、代替的な行動がとれるよう、患者さんの尊厳を守り、患者さんとともに考えていく姿勢をもっていること。
・実際の暴力行為に対しては、もっとも侵襲が少ない方法で、不利益を最小限に抑えるようにすること。
・暴力を起こしてしまった場合でも、再び暴力的にならずに穏やかな生活が送れるように援助すること。

・これらについて私たちは教育を受けていること。
　なお、これらは具体的な「手技」を患者に示すことを意味しているわけではない。必要なのは、組織としての方針が患者にきちんと説明されていることである。

第 1 部　理論編

Ⅲ

「包括的暴力防止プログラム」の構成要素

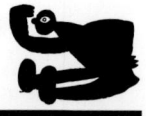

……下里誠二

● はじめに

「包括的暴力防止プログラム」の特徴は、その包括性にある。

下図は攻撃のサイクルモデル［Kaplan & Wheeler 1983］を使って包括的暴力防止プログラムの構造を説明したものである。

あらためてこのプログラムの構成要素を示すと、次のようになる。

1　攻撃性に対する「リスクアセスメント」
2　怒りや攻撃性をしずめるための「ディエスカレーション」
3　暴力行為に対してチームで身体的介入をはかる「チームテクニクス」
4　突発的におそわれた際に適切に逃げるための「ブレイクアウェイ」
5　暴力がおさまった後のアフターケアとしての「ディブリーフィング」

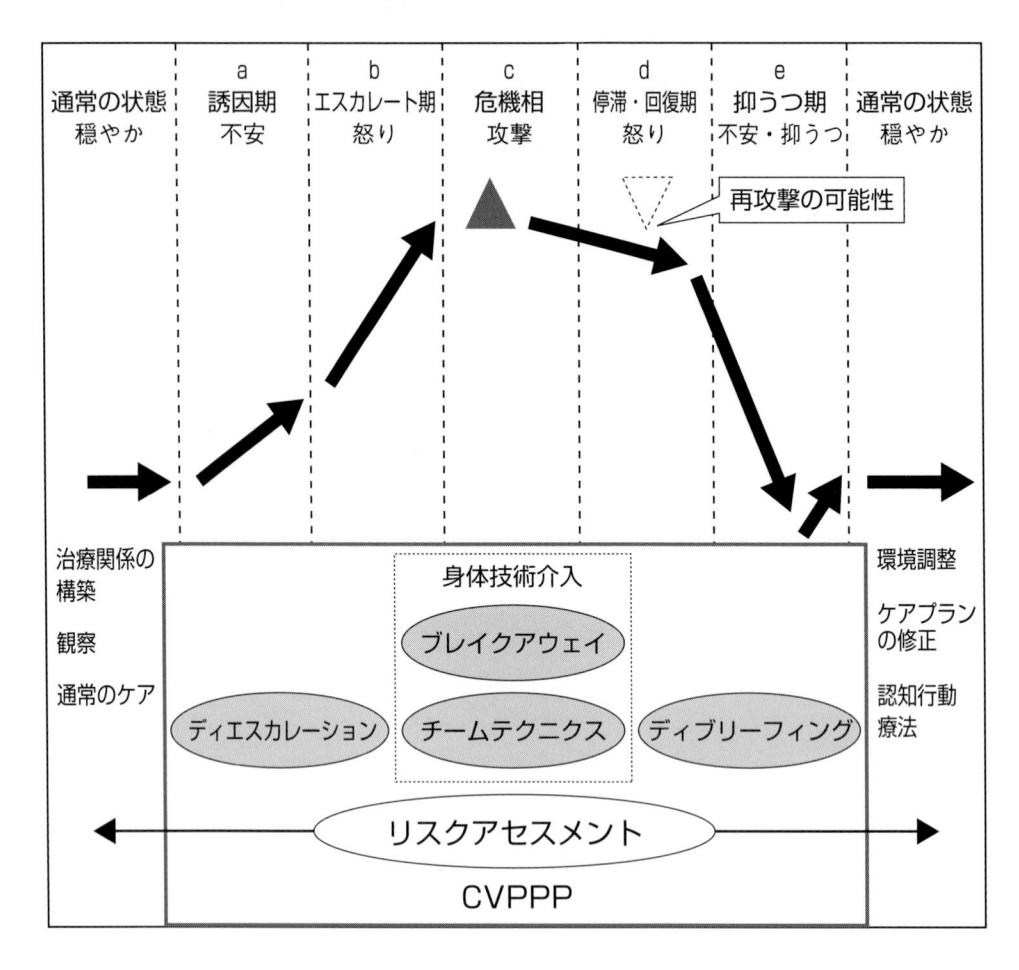

	a	b	c	d	e	
通常の状態 穏やか	誘因期 不安	エスカレート期 怒り	危機相 攻撃	停滞・回復期 怒り	抑うつ期 不安・抑うつ	通常の状態 穏やか

再攻撃の可能性

治療関係の構築
観察
通常のケア

身体技術介入
ブレイクアウェイ

ディエスカレーション　チームテクニクス　ディブリーフィング

環境調整
ケアプランの修正
認知行動療法

リスクアセスメント

CVPPP

まず、患者が暴力を起こさない"ふだん"の状態から私たちは、患者が暴力を起こすことについてのリスクアセスメントをおこなっている。このリスクアセスメントは連続する過程であり、一度暴力が起こり、それが収束した後も続けてなされるものである。

　そして、なんらかの刺激が加わり攻撃性がエスカレートしていく際には、"ふだん"の患者に戻れるようにディエスカレーション（物理的抑制や化学的抑制ではない、言語的・非言語的手段で興奮をおさめ、落ち着かせようとする代替的手法のこと。単に落ち着かせる＝calm よりも治療的手法と解釈される）を含めた介入をおこなう。

　それでも攻撃性がおさまらず身体的暴力が起こり、もはや身体介入をしなければ双方が危険である場合にはじめて、チームテクニクスという身体介入をおこなうのである。また、突然患者から暴力を受け、追い込まれてしまったときには、ブレイクアウェイのテクニックを使って逃げることも必要となる。

　そして、いったん身体介入をして沈静をはかったら、患者さんに対しても、そして暴力にかかわったスタッフに対してもアフターケアをする。患者さんにはみずからが攻撃性をマネジメントしていけるようなかかわりを、そしてスタッフには心理的ストレスをやわらげ、さらに対処技術が向上していけるような取り組みをする必要がある。これがディブリーフィングである。

　これらの一連の過程をまとめて「包括的」と称するのである。暴力介入というと、とかく看護師の「力」で抑制することにのみ焦点が向かいそうであるが、決してそうではない。将来的には、暴力傾向のある患者に対して、暴力のない"ふだん"の時期のかかわりとしておこなう行動療法や認知行動療法的な手法まで包含させるべきであると考える。

① リスクアセスメント Risk Assessment

1　暴力のリスク

　暴力のリスクファクターにはどのようなものがあるかについては、「暴力のリスクファクター」の項 (p.25) で述べられている。まず、これらの因子について十分理解をしておくことが重要である。

2　暴力のサイン

　入院患者では暴力の機会が増加することが指摘されている［Haller & Deluty 1988、Shah 1993］。したがって病棟での行動観察から暴力のリスクをアセスメントする能力が必要になってくるが、特に短期的な（すなわち「24時間以内」のようなごく短時間のあいだに暴力が発生するかどうかというような）予測が重要である［Linaker & Busch-Iversen 1995、下里他 2004］。
　短期的予測について Linaker は、暴力の短期予測指標として、① confusion（混乱）、② irritability（被刺激性）、③ boisterousness（乱暴さ）、④ physical threats（身体的威嚇）、⑤ verbal threats（言語的威嚇）、⑥ attacking object（ものへあたること）を指摘した。さらにAlmvikらは、これらの指標を元に Broset Violence Checklist : BVC を開発し、24時間での暴力を63％の正確性で予測したと報告している［Almvik et al 2000］。また、このBVCの我が国での予備試験での予測では、精度は59％であった［下里他 2004］。
　BVCは、その患者の"ふだん"の状態と比較して、上述のLinakerの6項目の行動があれば1点、なければ0点で採点する。つまり、「つねに攻撃的な口調の人がいつもと同じ程度の状態」であれば0点であるし、「いつも妄想で混乱しているけれど、暴力的ではなく今日も同じ状態」でも0点である。「暴力を起こさないいつもの状態」と比較している点が重要である。そして合計2点以上、すなわち2項目以上が観察されれば暴力のリスクがあると判断する。
　ただしここで注意しなければならないことは、予測にはかならず false positive（予測上暴力や再犯があるとされながら実際には起きない）の存在があることである。し

たがって、暴力のリスクが高いと判断したからといってすぐに隔離室使用としたり、身体介入しようとしてはならない。こうした行動が観察されたら、観察の頻度を増やしたり、あるいは「なにか患者を攻撃的にするような刺激がなかったかどうか、それをやわらげる方法はあるか」ということについて言語的な介入を試みる必要がある。

3　暴力の誘因となるもの

暴力の誘因となるものについては多くの報告があるが、いずれも大きく違った主張ではなく、共通する部分が多い。ここでは英国の South London and Maudsley NHS Trust の「暴力に対する方針」から、暴力の誘因となるものを紹介しよう [SLAM 2002]。

●混雑した場所

混雑した場所に長時間いると人を怒りやすくさせる。「混雑」や「プライバシーのなさ」は暴力を起こりやすくさせると多くの研究が指摘しているが、特に「被害者となる対象」が近くにいる際には注意が必要である。たとえばある精神病院の3か月間のインシデントレポートの分析では、全44件の暴力事態のうち環境要因が約半数であり、それらのほとんどは暴力を起こした人にとって迷惑な他者（うるさい、干渉されるなど）が存在していた [下里他 2004]。

雑多な環境では、自分に不快となる他者が存在していても一緒に過ごさざるをえない。大渕は Bass の社会的報酬理論を紹介し、「他者の存在は不足も過剰も不快となり最適水準は中間にある」ことを指摘している [大渕 2002]。精神科病棟（あるいはこれは一般病棟であっても同様かもしれない）では、それ自体がストレスにもなっているのだろう。また、暑いところにいなければならないことでも、人は攻撃的になることが知られている。いずれにせよ、不快感情はフラストレーションを増強させる。

●アルコール・薬物の使用

アルコール・薬物の使用は、暴力のリスクファクターそのものである。退院後にスリップ（再飲酒、薬物再使用）した患者がアルコールや薬物の専門病棟に帰った際に、攻撃的になって暴力にいたる場面に臨床ではよく遭遇する。また地域での訪問看護などでは、アルコール・薬物に問題をもつ患者が飲酒したり薬物使用したかどうかが把握できない場合がある。そのようなときにも、暴力のリスクを十分検討してから訪問する必要がある。

● 自由の束縛

　　Nijmanのモデル（p.25）で紹介したとおり、病棟環境が閉鎖病棟であればすでに自由は束縛されている。入院中はふだんしているようなことは自由にはできない。少しでも自由を奪われることは人を苛立たせていることを忘れてはならない。

● 有効な活動の不足

　　たとえば閉鎖病棟で活動がなく退屈になると、いらいらしやすくなる［脇元他1997、下里他2000、SLAM 2002］。多くの研究が、プログラムのない準夜帯や休日に暴力が起こりやすいことを示している。これには医師が不在の時間帯という要素も含まれているが、やることがない、退屈だという思いが、前述の「自由の束縛」に加味されてさらにいらいらを増強させるのである。準夜帯や休日などの時間帯は特にホールでの患者同士のけんかなども多く発生する。

● 食事や投薬時、ケアプランや処方の変更、依頼の拒否、空間の制限
　（ホールへの出入りの禁止など）

　　これらは看護スタッフがよく暴力にさらされる場面である。「投薬や処方の変更」といった場面では服薬のコンプライアンスが低い患者には丹念に説明しながらすすめていかなければならない。処方の変更時などは「聞いていない」「どのような薬かわからないから飲まない」「副作用が出るから嫌だ」というような言葉から、しだいにエスカレートして攻撃的になる場面も多い。

　　看護スタッフは、食事やセルフケアの支援でも積極的なかかわりを求められることが多いため、暴力の誘因になる。Staff Observation Aggression Scale-Extended［Nijman & Palmstierna 2002］でも、セルフケアへの支援や投薬は暴力の発生要因としてあげられている。

　　さらに、たとえばT字カミソリの使用に関しては、自傷他害の防止のために病棟管理とせざるをえない場合などがある。また患者が自傷のリスクが高い場合などは行動に制限を加えざるをえなかったり、離院の可能性が明らかに高い場合などは医師の指示の下に一時的に単独外出を中止しなければならないことも多い。こうした際に暴力が起こりやすい。

● 悪い知らせ

　　たとえば近親者の不幸や命日などが近づいてくると、そのことに患者の注意が向けられ落ち着きがなくなることがある。また、面会に来るはずの家族が来られなくなっ

たことを急に電話で告げられたり、外泊が延期になるなど本人にとって不幸な出来事も暴力の誘因となる。さらに、小遣い金の入金が遅れている、預かり金の残高がなくなっているなどの出来事も患者をいらいらさせる。こうした状況にあっては暴力の発生に注意を払う必要がある。

4 リスクアセスメントの方法

ではここで、患者の何をアセスメントしたらよいか、具体的な手順に従って説明していこう。

●暴力リスクの性質と程度

暴力のターゲット、規模、頻度、可能性を特定する。「特定の患者あるいはスタッフ」のみが対象の場合もあれば、女性（男性）スタッフだけが攻撃の対象である場合もある。なかには「頻繁に攻撃的にはなるけれど実際に手は出さない」という患者もいれば「年に数回しか暴力はないがひとたび怒れば凶器まで持ち出す」場合もある。

●精神疾患、環境、他のコンテクストとの関係

リスクと他の要因との「関係」を評価する。どのようなときに、その患者が暴力的になるかを確認するのである。ある患者は妄想が活発になったときに暴力的になるかもしれないし、母の命日が近づくと不穏になる患者もいる。その患者の「注意すべき兆候」あるいは「刺激」を特定し、それが存在するときに暴力のリスクが高くなったと考える。

●暴力リスクを増加させる因子と減少させる因子

考えられる暴力リスクについて、それを増加させる因子、減少させる因子を探し、有効な介入法を検討する。これは治療と支援を特定するためのものである。

リスクを増加させてしまう因子とは、たとえば勧められてやってはいるが実はSSTは嫌いだと思っているような場合である。そのほか、「本当はいやだ」と思っているプログラム、服薬、大部屋は嫌だと思っているが個室がないため仕方がない、というような状況が、より患者をいらいらさせる。

リスクを減少させる因子とは、たとえば「仲のよい特定の患者が近くにいてくれると怒りが静まる」「気分転換に散歩をするとすごく落ち着く」というようなことである。どのような因子を利用すれば攻撃性が減少するかを、あらかじめ知っておくとよい。

また、「有効な介入法を検討する」と前述したが、具体的には「この患者には指示されている頓服がよく効く」とか、「教育的なかかわりでの学習効果が高い」とか、「この患者と関係をつくるにはユーモアを利用して楽しいと思えるようにしていくとよい」というように、特別に攻撃性を減じる方向に作用する介入法を話し合っておくことである。

●治療者、関係者、患者のあいだの評価のギャップ

　当事者と周囲の人のあいだに評価のギャップのある場合には注意を要する。急性期では「おれは病気じゃない。なんともないからここから出せ」「おれはもう治ったから外出できるはずだ」というような言動が患者側にあり、一方で治療者は精神症状が活発で治療が必要と思っている。このようなとき、患者は攻撃的になりやすい。また、典型的にはアルコール依存症の患者が「自分はアルコールで問題になることはない、むしろリラックスする」と言っているが、周囲はアルコール問題の存在を認識しているような場合である。

　このことを明らかにするためには、患者と共に「何が問題か」「どうなりたいと思っているか」を話し合っていく必要がある。

●被害者保護の方法

　リスクアセスメントでは「被害者となる可能性のある者をいかに保護するか」も検討しておく必要がある。考えうる最悪の状況を想定し、それを回避する方法を検討する。さらにそれでも起こってしまった場合にはどのように被害者を保護するか、ということも考えておく必要がある。

② ディエスカレーション De-escalation

1 ディエスカレーションとは

　ディエスカレーションとは、「心理学的知見をもとに、言語的・非言語的なコミュニケーション技法によって怒りや衝動性、攻撃性をやわらげ、患者をふだんの穏やかな状態に戻すこと」[Paterson & Leadbetter 1999]である。すなわち、患者がエスカレート（escalate）した状態から脱する（de-）ための技術である。

　この技術は単に気分を落ち着かせること（calm）に加え、共感し、信頼関係をつくり、交渉による問題解決や環境調整などの「危機を回避するための方略」を含む。これによって必要以上に隔離や拘束、投薬といった手法をとることを減らすことができる。治療的介入方法の一つとしてとらえる必要がある。

　「沈静化」とか「脱エスカレーション」と訳される場合もあるが、より積極的な意味を強調するため、ここでは多少耳慣れない言葉ではあるが「ディエスカレーション」という用語をそのまま用いる。

2 怒りとその生理学的反応を知る……闘争-逃走反応

　怒りは人間の基本的感情の一つであり、憤り、立腹、憤激なども含めて、さまざまに表現される。不安、焦燥（いらいら）から激怒まで、エネルギーレベルは変化する。このような情動的変化が引き起こされると、アドレナリンの作用により次のような「闘争-逃走反応 fight-flight reaction」が起こる。

①生理的変化
・心拍の上昇、発汗、口渇、頭痛、呼吸促迫など。
②認知面の変化
・脅威に意識が集中する（「この野郎……殺してやる」などという否定的な独り言をぶつぶつと言ったりする）。

- 合理性の欠落（和解を求められても反応しない）。
- 集中力がなくなる（効果的なコミュニケーションができなくなる）。
- 人の話が聞けなくなる。
- 判断力が鈍る（情報を取り込んで問題解決をする能力がなくなる）。
- 意志決定ができにくくなる。

　生理学的変化はよく知られているが、怒りは認知面にも変化を引き起こす。それは皮肉にも怒りに適切に処するセルフマネジメントのスキルを妨害する［Leadbetter & Trewartha 1996］。この反応は暴力に対峙したスタッフにも現れる。ディエスカレーションではこのような認知面での変化も熟知しておく必要がある。

3　言語的攻撃にも介入する

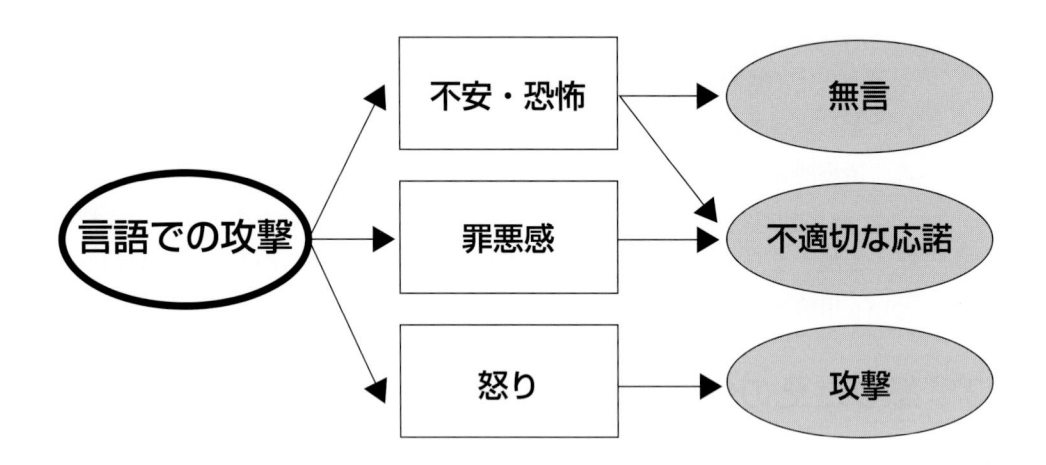

```
                    ┌─ 不安・恐怖 ──→ 無言
                    │
言語での攻撃 ──→ ├─ 罪悪感 ──→ 不適切な応諾
                    │
                    └─ 怒り ──→ 攻撃
```

　攻撃的な患者から、医療スタッフはよく言葉での攻撃を受ける。米国では「看護師の82％が言葉での暴力を受けており、18％はこれにより転職してしまう」［Cox 1987］とされている。

　言語での攻撃は身体暴力に先行する［Whittington & Wykes 1996］ことを考えても、「言葉」には適切に対処する必要がある。言語での攻撃はスタッフに不安、恐怖、罪悪感、怒りの感情を喚起する。不安や罪悪感により無口になってしまったり、不適切な応諾をしてしまう危険がある。無口になってしまうと相手は「おれの言うことが正しいから何も言えなくなった」とさらに攻撃的になる。たとえば「院長を呼んでこい！」と言われ、院長が来られないことをわかっていながら恐怖から「後で来てもらいます」

とできないことを約束してしまうと、後から「院長と話せると言われた」ということになり、スタッフへの不信感が高まり、信頼関係は崩れてしまう。

また、暴言を言われたことでスタッフがカッとなり怒り出してしまうと、効果的なコミュニケーションは阻害されてしまう。

4 「暴力が存在するために必要なもの」を除去する……Bailyのモデル

暴力が起こるためには、trigger（引き金）、weapon（武器）、hostility（敵意）、target（標的）、が必要であり、このいずれかを除去することで暴力を防ぐことができるといわれている。これがBailyのモデルである［Baily 1977］。

●引き金

たとえば迷惑な他患者の存在が「引き金」であったりする。この場合、他患者は「標的」でもある。攻撃しようとする者は、自分を脅かす存在あるいは自分が攻撃しようとしている存在がいなくなれば攻撃しない。そこでタイムアウトや限界設定（p.58）をおこなって、標的あるいは引き金となっている患者から離してしまうことによって暴力を防ぐ。

●武器

ナイフや鋭器などはもちろん、殴るための拳、蹴るための足も「武器」と考えることができる。武器となるものは速やかに除去するように交渉する。ただし凶器を持っているときに闇雲に介入すれば攻撃されて致命傷を負いかねない。

たとえば一人しかスタッフがいない状況で、患者が凶器を持っていて、なおかつ適切な距離が保てない場合は、介入してもコントロールに失敗する可能性が高い。そうなれば逆に周囲の人の危険性が高くなる。リスクマネジメントとしては必ず安全を確保できることを考えて行動しなければならない。安全が確保できなければ「その場をまず離れる」。このことを明確にマニュアル化することが重要である。

手術の患者取り違えをした病院では、防止策として「いかなることがあっても、患者の照合が可能なリストバンドをつけていなければ手術を受け入れない」としている。仮に患者の容態がどんなに切迫していようとも、この手順を守るのである。患者同士のけんかなどがあると、スタッフは我が身の危険を顧みず一人で介入していくことがしばしばあるが、注意が必要である。「自分がなんとかしなければ」という思いだけで介入すると、かえって危険を招くことにもなる。

● 敵意

　「敵意」は、攻撃時に見られる態度である。言語を用いたディエスカレーション技法を用いて介入することが必要になる（なお Baily は「high levels of arousal：高覚醒」と記述しているが、Leadbetter は「敵意」としている。ここではわかりやすさを考えて「敵意」と表現している）。

5　ディエスカレーションの核となるスキル

● 言語的コミュニケーションスキル

　ディエスカレーションでは、個人のソーシャルスキルを必要とする［Mason & Chandley 1999］。

　医療スタッフは基本的なコミュニケーションスキルを身につけていることは大前提であり、さらに①傾聴、交渉（negotiation：強制や押しつけは最小にして、共同で「お互いが満足する」方向を話し合う）、②葛藤の解決技術（conflict resolution：早期に介入し、問題を発見し対処しつつ患者の問題解決を支援する）、③アサーション（assertion：決して攻撃的ではなく、しかし積極的に主張する）、④ストレスマネジメント、などのトレーニングを先行して受けていることが望ましい［Leadbetter & Trewartha 1996］。

　特に必要なスキルは以下のものである。
・はっきりと曖昧でなく話す。
・低い声で静かに話す（スタッフが落ち着きを維持する）。
・相手が意見を表現できるように助ける。
・批判を避け、感情を話すことを認める。患者に「どのように感じているか」を話してもらい、自分が知っているようには言わない。
・コミュニケーションのなかで行動と感情、理想と現実の不一致があれば指摘する。
・時間を与える（現在の状況や最終的なゴールを考える時間、答えを考える時間を与えて、急かさない）。

● 非言語的コミュニケーションスキル

　①パーソナルスペースの確保

　パーソナルスペースとは自分が所有していると感じられる空間である。脅威を及ぼす相手から自我を防衛する機能（Horowitz のいう身体緩衝帯）が含まれており、こ

の空間に侵入されると居心地の悪さを感じる［深田 1999］。パーソナルスペースは相手との親密さの度合いによって変化するが、通常「社会的距離」と呼ばれる、職業として他者とかかわる距離は120cm前後であるといわれている［下里 2002］。しかし特に統合失調症など精神障害者のなかには、パーソナルスペースへの侵入をより嫌う者もいる。また、攻撃的な状態ではパーソナルスペースが広くなることが知られている。

暴力介入ではこの距離は、「観察可能な距離」「交渉可能な距離」「患者から蹴る、殴るなどの攻撃を受けないための距離」としてとらえられている。特に興奮時には身長あるいは腕2本分程度のパーソナルスペースは必要で、むやみにこの空間を侵略しないことが強調される［Paterson et al 1997, Leadbetter & Trewartha 1996］。ただし、あまり患者と距離をとりすぎても患者には「逃げている」と感じられ、コミュニケーションがとれないので注意する。

②**サイドウェイスタンスの維持**

姿勢はサイドウェイスタンスとする。すなわち、相手に対して約45度程度の角度で立つ。急激な動きを避け、身体の前で手のひらを開き、ポケットに入れたりしないようにする。筋の緊張を解きリラックスした姿勢をとる。これらは患者に「私はあなたを攻撃しようとしているのではない」という態度を伝えると同時に、患者からの攻撃を効果的に避けるための姿勢である。

③**サイドステップでの移動**

注意すべきは、威嚇した姿勢を見せないことである。移動する際はゆっくりとサイドステップ（足を交差させない。すり足）にする。凝視するとにらんでいると思われるが、完全に目をそらすことは危険である。

● **交渉のスキル**

交渉（negotiation）は、攻撃性の高まった患者と対峙する際の重要な要素である。「お互いが満足する」ように話し合うことが大切である。お互いが満足するとは、win／win（互いに成功）となる解決策に導くことであり、これに対し lose／lose（互いに不満足・失敗）、lose／win あるいは win／lose（どちらかが満足・成功）となっては交渉がうまくいかなかったということになる［Mason & Chandley 1999］。

攻撃を処理する際に重要なのは、

・自己開示

・部分的な同意

・紳士的な議論

・具体的であること

であるとされている［Wondrak 1989］。

葛藤を解決する際には、患者に「何が怒りの原因でしょうか？」「どうしたらこの状況を解決できるでしょうか？」と尋ねる。
　たとえば武器を持っている場合などでは、ゆっくりした動作と言葉で、「数分考えてみてください」「武器を下に置いてもらえますか？」「ゆっくり下がってもらえますか？」というように時間をかけて交渉することになる。また協力が得られた場合には「ご協力ありがとうございます」と相手に感謝の気持ちを伝える。この方法は slow down approach と呼ばれ、意志決定の速度を遅くし、感情的な反応を避けることができる［Judge & Millar 1991］。

● 自分自身をよく知ること（自分のコミュニケーションパターンを知る）

　自分自身のコミュニケーションパターンを知っておくことは何より重要である。自分自身の感情を分析したうえで、「相手にこういう態度をとられたらこう反応しやすい」ということを理解することだ。
　自分がどんな言葉に「キレ」やすいかをよく知っていれば（これは人によって異なる）、その言葉を聞いても冷静な対応ができる。たとえば他の言葉で罵倒されても冷静でいられるのに、「このおかま野郎！」と中傷されたときにはついカッとなってしまう、というようなことである。自分はこの言葉を言われると冷静さを失う、と理解していると、治療的態度を崩さず対応ができる。

● 休息（タイムアウト）、限界設定（制限）

　攻撃的な患者の興奮をしずめるためには、その状況から逃避あるいは回避し、休息する（時間をとる）。これは「タイムアウト」と呼ばれる手法である［Ellis & Tafrate 1996］。
　本来この方法は、自分なりの休息方法として「自室で休む」とか「1時間はホールには近づかない」などとみずから決めるためのものだが、スタッフが「静かなところで休んでみませんか？」と交渉し、同意を得ておこなう場合も多い。たとえばある患者が他患者に暴力をふるいそうなとき、刺激の少ない静かな環境で一定時間（少なすぎても多すぎてもいけないようであるが、5～15分程度がよく使われる）座って過ごし興奮をしずめる、というような手法である。
　患者が一人でいる場合もあれば、スタッフが寄り添う場合もある。衝動的な暴力がありうると判断したときは、スタッフがサポートして手をホールドし、患者が突然攻撃を開始してしまうのを防ぐ。いずれの場合も観察は続けることが重要である。
　また、その患者の攻撃対象者がホールにいる場合などでは、「ホールには近づかないで自室で過ごすか個室を利用しましょう」などとその患者に言い、危険を回避する方法もある。これは「限界設定」と呼ばれるが、威圧的ではなく、行動から予測され

るリスクを回避するための有効な手法であることを繰り返し説明し、同意を得るように努力する。

●ディエスカレーションにおける4S

Chaboraらは「ディエスカレーションの4Sモデル」を示している［Chabora et al 2003］。4つのSとは、① Safety（安全に）、② Support（サポート）、③ Structure（構造）、④ Symptom management（症状管理）である。

「安全に」とは、他患者から離す、静かな環境に移るなどの刺激の除去をして患者を落ち着かせることである。そのためには、他のスタッフメンバーの協力を得る必要もある。

「サポート」とは、話し相手として患者と一緒に座ったり、換気や室温の調節、寝具の調節など患者の快適さを支援すること、患者の持てる力を支援し、「いまあなたにできること」を支えることなどである。

「構造」とは、契約（約束事）の確認をしたり、いまスタッフや他の患者など周囲から期待されていることは何かを、つまり「いま、あなたに期待されていることは暴力を起こさずにふだんの生活を続けられることです」ということを確認することによって、暴力的な状況から脱してもらおうとするものである。

「症状管理」とは、呼吸法、リラクセーション、気分転換、薬物療法などにより、攻撃性をもたらす症状をコントロールしようとするものである。

6　ディエスカレーションの実際への適用
……段階的ディエスカレーション

以上解説してきたディエスカレーション技法を実際の場面で適用する際には、Crisis Aggression and Limitation Management：CALM［Paterson & Leadbetter 1999］を使うことが実践的である。

CALMには、患者の攻撃性のサイクル［Kaplan & Wheeler 1983］に即した介入方法が示されている。CALMではこのサイクルの中での各段階について、ディエスカレーションとして「Do（すべきこと）」「Don't（してはいけないこと）」も紹介されている［Pisarcik 1981、Turbull et al 1990］。

本プログラムでは作者の許可を得てこれを参考にしている。CALMでは怒りを7段階に設定しているが、このプログラムではKaplan & Wheelerの5段階を、次のとおりそのまま使用する。

a 誘因期…なんらかの引き金によって不安反応が開始される（不安）。
b エスカレート期…しだいに敵意が高まっていく（怒り・攻撃性）。
c 危機相…コントロールがきかなくなり身体的暴力に及ぶ（暴力）。
d 停滞・回復期…しだいに落ち着きを取り戻すが、まだ高い覚醒状態にあり、再攻撃の危険がある時期（怒り）。
e 危機後抑うつ期…完全に怒りはおさまり、不安、罪悪感、疲弊感などが感じられる時期。

（つねに a の誘因期から始まるわけではなく、途中から始まる場合もありうることに注意）。

● a　誘因期……不安の増強

【期待される結果】
・落ち着きを取り戻す。

【目的】
・不安の軽減、可能ならば問題解決。

【アセスメント】
・何かきっかけがあったか。
・周囲の人の影響はあるか。
・この状況を解決するのに適切なスタッフは誰か。
・エスカレートしそうか。

【方策】
・アイメッセージ（I Message）……「○○さんのドアの閉め方がいつもよりちょっと乱暴だったようで、私（私たち）には少しこわい感じがしました。いつもの穏やかな○○さんと違っているように感じましたが」。というように患者に関心を向けているのだということを示すと同時に、言動や行動が相手（スタッフ）にどのような感情や影響をもたらしているかを伝える。
・言い換え……患者の言動をスタッフ自身の言葉で要約する。「○○さんが言いたいのは～ということですね？」
・保証……話してくれたことを褒める、認める。
・オープンな質問……言いたいことを言えるように質問する。
・リラクセーション……呼吸法（①吐く、②ゆっくり吸って1秒止める、③ゆっくり吐いてため息をつく、④手をリラックスさせ肩を落とす、⑤顎の力を緩めわずかに口を開く）、または音楽を聴くなど。
・転換……散歩に行く、レクリエーションに誘うなど。

・意図的な無視……行動が注意をひくためのものであると明らかに判断されるときには無視する。ただし、場合によっては結果としてエスカレートさせてしまうことがあるので注意する。

【してはいけないこと】
・「なぜ？」という質問……患者が防衛的になってしまう。
・「はい」か「いいえ」でしか答えられないような閉じられた質問……患者が表現することを妨げ、いらいらさせてしまう。
・複雑な質問……患者が誤解したり混乱しやすくなる。
・脅威を与えること……患者に恐れを抱かせるような態度や言動をみせると、防衛しようとしてさらに攻撃性を高めてしまう。

● b　エスカレート期……怒りの行動の増加

【期待される結果】
・沈静。

【目的】
・リスクの回避。

【アセスメント】
・エスカレートしそうなら「患者のアシスト」から「リスクの減少」に焦点を変える。
・周囲の人はいるか、危険となるものはないか。
・別な場所に移すべきか。
・この患者を落ち着かせることができる手法は？
・暴力になったら何人必要か、応援態勢は？

【方策】
・会話の促進……話しつづける。逆に、落ち着くための時間を与えるために、意図的に静寂を利用することもある。
・非言語的な手法……姿勢、ポジションに注意する。
・冷静に対応する……あわてたりおびえたりすると患者はより攻撃的になる。
・タイムアウト、制限の利用……興奮をしずめるために必要な休息はどのくらいかをアセスメントして休息を提案する。たとえば「いまは少し気が動転しているようですね。10分ほど休息してその後もう一度お話ししましょう」というように。このとき空間を静かな場所に限定することを考慮したり、押しつけではなく勧める、という姿勢が重要となる。
・交渉……いま起こっていること、規則、あるいは自分や他者がその患者に期待することについて説明する。ただ単に「規則ですからできません」というような答え方

をすると攻撃の引き金になる。患者が落ち着くことを助ける情報をすべて提供する。
- 方向性の指示、行動の結果の提示……「このままでは隔離室に入ってしまいますよ」というような脅迫的な言動ではなく、「いまの状態だと○○さん自身も、ほかのみんなも危険になってしまいます。私たちは全員の安全を保証しなければなりません。もし暴力が起きれば私たちは○○さんが暴力をふるわずにすむように抑えさせていただくこともあります。私たちもまわりの人もみんな、○○さんが暴力的にならずに落ち着かれて、また穏やかないつもの○○さんに戻って病棟で過ごされることを期待していますよ」
- 自己開示……「そのように振る舞われると、私はとてもこわいです」というように自分の感情を開示する。
- 周囲の人の効果……周囲に人がいると、挑発されてエスカレートしやすい。身体介入をおこなわなければならない状態になったとき、まわりの人に見られていると患者は面子をつぶされることになるので、周囲に人がいる場合は離れてもらう。ただし、周囲の人がいることによって患者が「興奮していては恥ずかしい」と感じてコントロールを取り戻せると判断できるときには、周囲の人の効果を利用することもできる。
- ユーモア……決してけなしているとは受け取られないように、ユーモアを上手に利用する。ただしこれは、自分のコミュニケーションパターンを知り、それが有効に使えると判断した場合に使う。
- 危険物の除去……武器となりうる椅子やモップなど、リスクとなるものを取り除く。
- 他のスタッフの支援を求める……一人では対応しきれないと判断したら、すぐに他のスタッフの支援を求める。

【してはいけないこと】
- 急激な動き……患者は「攻撃される」と解釈し、防衛しようとして暴力に発展する危険がある。
- こちらも怒りで対応する……攻撃はさらに相手を攻撃的にする。懲罰的と感じられる対応をすると報復行動を生み出す。
- 後まわしにしたり不適切にスタッフを変える……より関係のよいスタッフに変わるとか、責任者に変わるという適切なスタッフの変更はよいが、対応に困ってとりあえず自分と同じ立場のスタッフに変わる、というようなことは患者を苛立たせるだけである。
- できない約束……保証のできない約束は、患者との信頼関係を壊す。
- タッチ……不安に対してはタッチは安心感を与える効果がある［森他 2000］が、攻撃性が高まった状態では不意に触られることは威嚇と解釈され、衝動的な暴力に発展

することがあるので避ける。
- 感情についての議論……「そんなに怒ってどうするのですか？」というような感情についての議論は、問題解決にならないばかりか患者の面子をつぶすことになる。
- 患者のパーソナルスペースへの侵入……個人空間の侵略は患者にとっての脅威である。
- 非現実的な期待……「馬鹿なことはやめて！」というような非現実的な期待をすると患者は「自分のやっていることが馬鹿なことだというのか？」ととらえてしまい、より攻撃的になる。

● c　危機相……身体的暴力

【期待される結果】
- 全員の安全が保証される。

【目的】
- リスクの減少。

【アセスメント】
- 危険となるものは？……何か武器を持っていないか、近くに危険なものはないか。
- 身体介入となった場合、誰がリーダーになるか……誰がもっとも安全かつ効果的にマネジメントできるかを検討する。
- 身体介入となった場合、誰がどの役割をとるか……このプログラムでの役割、主治医との連絡をする人、応援態勢をマネジメントする人、など。
- どのように介入するか……何人で介入しどのように安全を確保するか、どこまで移動させるか。
- 身体介入をした場合、窒息していないか。

【方策】
- これ以上の暴力は許すことができないというメッセージを伝える。
- 避難、自己防衛……一人で対応している場合や、介入の準備が整っていない場合は、いったん場を離れ準備態勢をとってから介入する。
- 抑制……チームテクニクスの適用。いましていることをすべて説明し、協力を求めること。
- 投薬、隔離……隔離しても興奮がおさまらないときはチームテクニクスでの抑制を続け説明、交渉し、時間をかけて患者が沈静するのを待つ。

【してはいけないこと】
- パニックになったり、フリーズしてしまう……動きが止まってしまうと適切に対応できず、重傷を負う危険が高い。

・過剰な反応……特に過剰な力を加えて患者に痛みを加えること。

● d　停滞・回復期……攻撃性と怒り

【期待される結果】
・適切な介入によって再攻撃を防ぐ。

【目的】
・リスクの減少。

【アセスメント】
・再攻撃の可能性は？
・どの段階まで解除するか（移動可能か、交渉は可能か）。

【方策】
・安全を維持しながら、可能なかぎり早期に抑制を中止する。安全を確認しながら徐々に抑制をはずしていく。この際には、誘因、高覚醒状態、武器や標的の除去が確認され、威嚇の姿勢がなくなり、無防備な状態であることが示される必要がある。このときスタッフの不安、恐怖感や、「危険だと思う感じ」は重要な判断材料である。ただ、アドレナリンが高まっている状態は約90分持続するので観察は続ける。また精神発達遅滞や器質性疾患による衝動的暴力では予測のつかないことがあるので注意が必要である。
・投薬（必要時）。
・管理看護者の関与。
・マニュアルに従うこと。
・攻撃性が本人の利益につながると解釈されることを最小限にする。
・行動の引き金となった問題を解決すること。
・今後患者が使える手段の確認。
・ルールの妥当性の検討。

【してはいけないこと】
・再刺激すること。
・報復。
・個人を罰するような議論（のちのち「仕返し」ととられる）。
・複雑な問題を解決しようとすること（患者が混乱しているあいだは、むずかしい課題は避ける）。

● e　危機後抑うつ期……不安、罪悪感、疲弊感
【期待される結果】

・暴力に対して内省、洞察する。
・代替的な行動の獲得ができる。
・通常の生活に戻ることができる。

【目的】
・暴力の振り返り、洞察。

【方策】
・ディブリーフィング……方法に関しては「ディブリーフィング」の項 (p.73) 参照。

【してはいけないこと】
・蒸し返す。
・モニタリングの早すぎる中止。

③ チームテクニクス Team Techniques

身体介入技術には、①チームを組んで安全に抑制・移動するための「チームテクニクス」と、②一人で緊急時に離脱するための「ブレイクアウェイ」がある。チームテクニクスの手技の詳細は第Ⅵ章（p.165）で詳細に記述されるので、ここではその基本的理論を述べる。

1　チームテクニクスの基本

●あくまで最終手段

チームテクニクスは、「チームを組んで手と関節を押さえることによって攻撃者の動きを制限し、かつ安全に移動できる」技術である。しかし言語によるディエスカレーションのテクニックを優先し、あくまで最終手段としての身体抑制と考えるべきものである[Lee et al 2001]。

身体的介入をする判断基準は「患者の暴力に対してすべての介入が功を奏せず、言語での介入に反応できなくなったと判断されたとき」である[Farrel & Gray 1992]。すなわち、ディエスカレーションの技術で患者を沈静しようと試みても、患者とのコミュニケーションが成立せずに興奮が続き、このままでは身体的暴力に及ぶと判断されたときに使用する。

ただし、チームテクニクスのいくつかのオプションは、ソファに座ってディエスカレーションをおこなう際などに利用できる。たとえば患者が「自分で衝動性を抑えられない」ことに対してスタッフがサポートすることを選択するような場合、効果的な腕のホールド技術を利用して、患者が安心して静かに過ごすことができるように支援することができる。

●基本は3人以上のチーム編成

チームテクニクスでは、リーダー1人と、両上肢をホールドするメンバー2人の、計3人のスタッフによるチーム編成が基本である。必要に応じて下肢のホールドをす

る役割の人を追加したり、あるいはチーム全体を統括し環境調整をするリスクマネジャーの役割をとる人を追加する場合がある。

身体介入法の効果について英国の例では「トレーニングの前後でスタッフが軽度の外傷を負う回数は変化しないが、重傷を負うことは減少した。拘束にかかわるスタッフの数についても、それまでは場当たり的に5～6人で介入することが多かったのに比べ、3人で介入することが圧倒的に多くなり、また暴力に介入する際にスタッフが自信がもてるようになった」ことを指摘している［Parkes 1996］。適切な技術を習得すれば、自信をもって安全に、しかも最小の人員でコントロールすることが可能になることを、これは表している。

リーダーと左右のメンバーが誰が適当かはそれぞれの状況に依存するので、リスクアセスメントのなかで決定する。攻撃者の身長、体重、性別、スタッフへの反応等の要因と、スタッフの身長、体重、性差を考慮して決定する。

チームテクニクスでは理論的には性差や体格の別なく適用ができることを前提としているが、たとえば両上肢を担当するメンバーの身長差がありすぎたりするとバランスをとりづらくなり、効果的な介入になりにくい。また、身長の高い男性に対して身長の低いメンバーが両側を担当するよりは、身長の高い人が担当するほうが効果的である。

また、男性スタッフよりも女性スタッフに対して攻撃的になる、あるいはその逆などのアセスメントがなされている場合は、コミュニケーションをとりやすいほうがリーダーをすべきである。リスクアセスメントの一部として、チーム編成についても日常から考えておく必要がある。

●妥当な力

このプログラムでの介入は、すべて人的な力を使う。この際に加える力は、目的（罰や仕返し、報復ではない）を達成するために必要な最小限の力（妥当な力）でなければならない。必要以上の力を加えると、患者に痛みを与えたり、外傷を負わせることになる。

痛みが加わると患者は「報復された」と解釈し遺恨につながる。遺恨は再度の暴力につながる。医療としての関係を崩さないためには、痛みを加えないで動きを制限することがなにより重要である。

●窒息の予防

腹臥位で両上肢を後ろ手にまわし、かつ下肢を屈曲させた状態では、健常者でも5分で循環機能が落ちる［Roeggla 1997］。特に胸部の圧迫は重大な事故を招く。このプロ

グラムでは患者の体幹には決して体重をかけないように配慮しているが、腹臥位はできるだけ短時間にとどめるべきである。

● **サイドウェイスタンスとサイドステップ**

ディエスカレーションの項で述べたように (p.57)、約45度で対峙する姿勢をとる（サイドウェイスタンス）。また手のひらを開くことによって自在に動けるようにしておくが、スタッフが威嚇していると思われないという効果もある。

移動はサイドステップ（足を交差させない）でおこなう。相手が直接攻撃しても当たらない距離で、なおかつコミュニケーションに適切な距離をとる。最初はやや遠い距離から「少し近づいてもいいですか？」と声をかけながら距離を縮めていく。

● **手首の固定、ホールド**

チームテクニクスの基本の一つは、手首を屈曲させ固定することである。ただし、「さらに追加の屈曲ができる状態にしておく」ことが基本である。つまり多少の余裕をもって固定するべきである。

また、上下肢の関節を適切にホールドすることで攻撃者の動きを制限するのであって、体幹部は決して圧迫しない。

なお、第Ⅵ章の2「立った状態のまま動きを制限する方法」(p.170) では、患者の身体のうしろに手をまわす方法がとられている。この方法は「日本人の女性看護師でももっとも効果的に相手の動きを制限できる」ことを考慮し開発されたものであるが、使い方によっては屈辱的な印象を与えることがあるかもしれない。このプログラムの技術が「可能なかぎり患者が安楽、かつ面子を保ったまま」というコンセプトの下に開発されたことを考えれば、つねに必要最小限の抑制手法をとるべきであって、手首を固定しないでもコントロールが可能な場合はそうするべきである

2　リーダーの役割

● **アセスメントをする**

どのスタッフがメンバーとなるか、メンバー内で誰がどの役割をとるかは、リスクアセスメントをもとに最終的にリーダーが決定する。さらにリーダーは、周囲の環境を判断する必要がある。たとえば除去すべき危険物が周囲にないか、周囲の人に離れてもらう必要があるかどうか、などである。これは、他にもサポートできるメンバーがいれば協力を求める。

いったん抑制したら患者の呼吸はどうか、痛みはどうか、安全にホールドされているかをつねに確認する。
　リーダーは、最初に対応していたスタッフでなくてもよい。たとえば攻撃性の高まった患者と一人で対応していて、ディエスカレーションをしても患者の攻撃性がおさまらず「師長を呼んでこい」と怒鳴っているような場合を考えてみる。
　まずチームテクニクスでの介入が必要と判断したらいったん戻り、スタッフ間で迅速に協議する必要がある。
　そして、「○○さんが〜のことでだいぶ興奮して自分でもコントロールができなくなっています。チームテクニクスが必要になると思います。「師長を呼んでこい」と言っていますので、師長さん、リーダーをお願いできますか？」というようにリーダーを適切に変える。
　リーダーとなった人は、「患者さんは体格もよく、力もあり、女性を威嚇するようなところがあるので、男性の××さんと△△さん、メンバーになってください。□□さんは主治医への連絡と、まわりの人にお部屋に戻ってもらうようにしていただけますか？」というように進める。

● 交渉を担当する

　チームテクニクスでは、リーダーとなるスタッフが、ディエスカレーション、身体介入、環境調整、移動など介入方法の判断をするが、同時に相手との交渉役ともなる。
　3 人が寄ってたかって患者に声をかけては、患者は誰が交渉すべき相手なのかわからなくなり混乱してしまう。また、患者は抑制されたことでこれから自分がどうされるのかと不安を抱く。十分な説明がなされなければ、より患者の攻撃性を高めてしまうので、リーダーは「なぜこのような状態になっているか」「これからどうしようと考えているか」を説明すると同時に協力を求める。
　たとえば急に殴りかかってきたので立った状態のまま抑制した場合、「殴りかかられてしまったので、私たちはどうしても仕方なく、全員の安全を守るために○○さんを抑えています。いま両脇から腕を押さえていますが、私たちは○○さんが痛かったり怪我をしないように安全に落ち着いてもらおうとしています。不自由ですが、ご協力いただいて、力を抜いて、私たちに協力していただければ苦痛がないようにいたします。○○さん大丈夫ですか？（返答や息づかいで呼吸循環状態はどうかを確認する）苦しいところはありませんか？ 安全にゆっくりできる場所までご案内しますので、ご協力いただけますか？」などと問いかける。
　協力してもらえる意思表示があれば、
　「ご協力どうもありがとうございます。とてもうれしいです（自己開示しつつ感謝

を示す）」と話し、

「ただ、まだ○○さんが少し興奮しているのが残っているように思います。いまはこのままの状態で部屋まで行きましょう。よろしいですか？」と声をかける。

患者は興奮していて協力をしてもらえないかもしれない。しかしスタッフは「聞ける状態じゃないから話さない」のではなく、「説明はつねにする」ことを心がけなければない。

移動する際も患者はどうやって動いたらよいのかわからないので、

「いまから○○さんの前のほうに進みます。前が見にくいかもしれませんが横のスタッフがお手伝いしますのでそのまま動いていただければ歩けます」「これから横になりますが、いったん座りましょう」など、動きを細かく説明する。

移動したら、もっとも安全で安楽な体位を心がける。立っているよりは座ったり寝たほうがよい。その場合、腹臥位よりも仰臥位のほうが楽である。そしてこの間も、必要な説明はすべておこなうことが必要である。

● メンバーのサポートをする

これと同時にリーダーは、つねに左右のメンバーの状態を把握し、次の指示を出す。ホールドが弱くて振り払われそうなところはないか、不適切な位置で抑制していないか、また疲労していないか等の状態を確認して必要なら適切に交代する。また移動の際には体勢が不安定にならないよう支援する。

鈴木らは、現在の日本の臨床でもディエスカレーションのスキルは実践されており、海外での実践と同様のことがおこなわれていることを指摘している［鈴木他 2004］。リーダーの役割も、ディエスカレーションスキルも、ベテランの看護師はすでに「やってきた」ことである。このプログラムはなにも新しくむずかしいスキルを要求しているわけではない。ただ、システマティックに、しかも医療的な視点で介入する方法を目指しているのである。

さらに鈴木らは、日本的な身体抑制法では役割分担することなく互いの動きを見ながら介入するため「分担しないからこそ的確な介入ができる」と語るスタッフもいたが、新人がおこなった場合や知らない病棟へ応援に行った際は困難が生じる可能性があるとしている。

このプログラムではリーダーの的確なアセスメントとマネジメント技術が求められるが、同時にこのことが、暴力介入の専門技術の獲得に大きな効果を与えるだろう。

④ ブレイクアウェイ Breakaway Techniques

「チームテクニクス」と同様、手技の詳細は第Ⅴ章（p.95）で詳細に記述されるので、ここでは基本的なことだけを述べる。

1 ブレイクアウェイの基本

● ダメージを与えることなく離脱する

ブレイクアウェイは、護身術や合気道を基礎に、相手から攻撃され抑えられたりしたときに逃げるためのテクニック［Stirling 1997］で、「離脱技術」と訳されることもある。

ブレイクアウェイで想定される状況は、スタッフが腕や手首をつかまれた場合、服をつかまれた場合、はがい締めにされた場合、殴りかかられたり蹴りかかられた場合、髪をつかまれた場合などである。これらの状況それぞれに対応して、効果的に振りほどき、その場から逃れる技術を習得する必要がある。

とはいえ、私たちはあくまで医療的な視点で介入をおこなっている。したがって、可能なかぎり患者にダメージを与えることなく離脱する必要がある。当然、このプログラムのブレイクアウェイも、この視点を核にして開発されている。

● その前に必要なこと……マニュアルとアセスメント

この方法をとらざるをえなくなる前に、まず、そのような状況をつくらない態勢と、リスクアセスメントが必要である。

そのためにはまず第一に、明確なマニュアルが必要である。「リスクの高い患者と1対1にならない」「必ず出入り口を確認し出口に近いほうに位置する」「緊急時の連絡態勢」などの項目をあげておき、それを厳守することが求められる。

マニュアルの厳守は事故防止の基本であろう。事故は手順を怠ったときに起こる。たとえば「2人以上で対応する」という手順があればそれを厳守することが重要である。

それでも不測の事態が起こった場合は、このテクニックを身につけることにより、取り乱したり、凍りついてしまうことなく対応することが可能になる。

2　ブレイクアウェイの原理

　このブレイクアウェイは、次の三つの原理から成り立っている。
① Quick……素早い動きで振りほどいて逃げる。
② Technique……解剖生理を理解し、振りほどきやすい方向に力を加える。
③ Surprise……相手が驚いているあいだに逃げる。
　しかしこの技術は実際にはあまり使用されない［Parkes 1996］とも、危機的な状況ではテクニックを忘れていて使用できない［Southcott 2000］ともいわれる。実際 ICN ガイドラインでも「実際に使用できるかは不安」とするスタッフが多い。にもかかわらずスタッフの要望としては「教育研修ではもっとも必要だと考えられている」とされているのである。
　けっきょく、①患者にダメージを与えずに効果的に離脱できること、②倫理的配慮が考慮されていること、これらに注意して教育することによってスタッフは自信をもつことができ、またそれによって効果的に介入することができる［Beech & Leather 2003］ということなのだ。つまり、使用する、しないにかかわらず、「教育を受けた」という事実がもたらす安心感であろう。
　冷静な対応ができなければ、たとえば水中で溺れた人にしがみつかれて結果的に救助ができないような事態を招くだろう。なにより救助者自身が危険である。ブレイクアウェイの練習は、リスクマネジメント教育の一つとしても重要なのである。

⑤ ディブリーフィング De-briefing

1 ディブリーフィングとは

「ディブリーフィング」とは、暴力事態の後、当事者が参加しておこなわれる短時間の話し合いのことである。

ここでは、患者に対するものとスタッフに対するものの2通りのディブリーフィングを想定している。患者へのディブリーフィングでは、「暴力がもたらす不利益に気づき代替的な行動ができるように学習すること」を目的とする。スタッフへのディブリーフィングでは、「まず暴力に介入したことによる緊張を緩和し、さらに介入技術が適切であったか、次にこの患者の攻撃に対してはどのようにマネジメントすべきかを見いだすこと」を目的としている[1]。

2 患者に対するディブリーフィング

患者の興奮がおさまったら、暴力を振り返って自己洞察できるように援助する。このためスタッフは、暴力を起こした患者に以下のことを確認していく［Paterson & Leadbetter 1999］。

①先行する事象……暴力前にどんな出来事が起こっていて、それをどう感じていたか。
②行動……暴力のあいだ、患者がどう行動したか。
③結果……患者や関与者はどうなったか。
④デザイン……再発予防のためにどのようなプランをたてたらよいか（環境をどう調整すればよいか、どのような代替的な行動ができるかなど）。

患者へのディブリーフィングにかかわるスタッフは、公平な立場で介入することが必要である。対応したスタッフがそのままディブリーフィングに当たるのもよいが、患者が被害的な解釈をしている場合などでは、「けっきょくおれが悪いということにされるのだろう」と感じてしまうかもしれない。このため、看護師長、主任あるいは各勤務帯の責任者などがおこなうのもよい。

---

[1] 通常ディブリーフィングとは、主に暴力などにかかわったスタッフが受けるストレスを緩和し、PTSD（心的外傷後ストレス障害）を防ぐための「心理学的介入」を意味することが多い［Mittchell et al 2001］。

ここで重要なことは、決して罰するような反応をしないことである。患者は罰せられると感じれば「こう言えば何かまずいことになるかもしれない」と考え、スタッフにありのままを話せなくなる。

　また、このときスタッフ自身がどう感じていたか、スタッフは状況をどう解釈していたかを率直に話すことは、患者が自己の行動を振り返ったり、暴力がどのように他者にネガティブな影響を与えるかを学習して、代替的な行動を考えることを助けることができる。

　なお、患者に対する振り返りは、患者が十分落ち着いてからおこなう。興奮や怒りの残っている時期には再刺激のおそれがあるので注意する。とはいえ一方で、患者にはできるだけ早期に通常の生活に戻ってもらうことも大切なので、観察を継続し、適応できるよう援助することも必要である。

3　スタッフに対するディブリーフィング

　暴力への介入には強い緊張感と疲弊感がともなう。特に最初に対応したスタッフは「暴力にまでいたったのは私の対応が悪かったのではないか」と罪悪感をもったり、「自分の対応はあれでよかったのだろうか」と不安にもなる。また実際に暴力を受ければ、スタッフ本人が自覚しているかどうかにかかわらず患者に恐怖感や敵意、嫌悪感をもちつづけてしまうことも多い。

　これらの反応はスタッフの性格や知識によっても異なるし、また暴力の深刻さによっても変化するが、かかわったスタッフが再び通常の業務に戻ることができるようにストレスを緩和し、以降のケアに自信をもって対応できるようにする必要がある。

　このような心理的なサポートに加えて、たとえばかかわったスタッフだけで体験した事実や感情を率直に話すことによって、何が患者の攻撃性を高める因子なのか、再び暴力をふるいそうになったときにどう介入したらよいのか、等々に気づくこともできる。さらに、本プログラムの技術的問題（プログラムそのものの問題や使用するスタッフ側の問題）までも発見できるかもしれない。

　以上のようなことを目的に、いわゆるカンファレンスとは別に、関与したスタッフとスーパーバイザーのみで話し合いをおこなう。

　以下、この「スタッフに対するディブリーフィング」について、スーパーバイザーが注意すべき点や、実際の手順を説明していく。

4 スーパーバイザーの注意点

ディブリーフィングを開催し、司会をするのはスーパーバイザーの役割である。スーパーバイザーは病棟師長や副師長、主任など、責任がありスタッフをサポートできる立場にある者がおこなうのがよい。

●開催時期は状況によって

スタッフに対するディブリーフィングの開催時期は24〜72時間以内がよいとするもの［Mitchell et al 2001］や、できるだけ早期にというもの［下園2002］がある。

本プログラムで想定される暴力事態の場合には、
① 1回完結的に事態がおさまるわけではなく、暴力の後すぐにその患者に直接ケアをしなければならないことも多い
② 翌日の勤務が休みであれば開催は困難
③ スタッフ全員によるカンファレンスの後では、効果が期待できない
というような点を考慮すれば、できるだけ早期に開催したほうがよいだろう。

一方で、暴力に介入したスタッフが大きなダメージを受けたような場合では、自分の感情を整理することはできない。「何も話したくない」と事態から目を背けたいこともある。このようなときには少し時間が経ってからのほうが落ち着いて参加できる。

これらから本プログラムでは、ディブリーフィングの開催時期はそのときの状況で判断することを勧めている。当該スタッフのストレス緩和に有効だと考えられる時期と、現場の判断で必要だと考えられる時期のバランスを考慮して、開催時期を決定することが望ましい。

●強制的にはおこなわない

スタッフに対するディブリーフィングへの参加は強制ではない。「言いたくないことを言わされた」のでは、ストレスを緩和するという目的は果たせないだろう。無理やり話を聞き出そうとすれば、かえって感情の揺らぎを高めてしまうかもしれない。

ディブリーフィングで重要なことは、これは決して強制ではなく「話したくないことは話さなくてよい」というスタンスを明示し、スタッフが安心して話せる雰囲気をつくることである[2]。

---

[2]「psychological debriefing は心理的苦痛を緩和することも、PTSD発症を予防することもない。強制的なディブリーフィングはやめるべきである」［Rose et al 2002］という報告もある。

● 批判してはならない

　　ディブリーフィングでは、関与したスタッフが「自分の対応が未熟だったために事が大きくなってしまった」と思わせないことが大切であり、支持的・受容的に接する必要がある。

　　もしスタッフが「こわくて何もできなかった」と言ったとしたら、まずは受容的に「あの状況ではそうなっても仕方ないし、誰にでも起こりうることだと思いますよ」というメッセージを送り、「このような結果になったのはあなたのせいではない」ということを伝える。

● 話したくないことは話す必要がないことを説明する

　　再直面化で傷つく場合もある。もっとも重要なのは、参加者がお互いに感じていたことを話すことで「聞いてもらえた」「サポートしてもらえた」という満足感が得られることであり、「触れてほしくない」ことに関しては強制しない。

● 公開したくない事柄は秘密を保持する

　　職場全体で事態を振り返るカンファレンスでは、事実として伝えなければならないことはある。しかしこのディブリーフィングでは、感情や思いなど知られたくない部分については秘密は守られることを保証しなくてはならない。他のスタッフにも共有してほしいものであれば、スーパーバイザーがそのスタッフに公開してよいかを確認してからにする。

● 安全で話しやすい環境づくり

　　必要のない人は参加しないだけでなく、他のスタッフから見られたり聞かれたりしないよう配慮することも重要である。ナースステーションなどの他のスタッフが通りかかったりする場ではなく、安全を感じられる場所でおこなう。また、携帯電話は切るなどの配慮も当然必要である。

● 短時間で

　　長時間おこなってもストレスになるだけである。15～30分程度。長くても1時間以内で終わらせる。

● コーヒーや菓子など緊張をやわらげるアイテムが重要

　　会議のようなかたい雰囲気ではなく、なんでも話せる雰囲気が重要である。飲み物

などを持ち寄り、気楽に話せる場であることを保証する。

● **暴力からの学習を助ける**

拘束中に何か問題があったか、スタッフの安全も守られていたか、今後このようなことを予防するためにはどうしたらよいか、再びこの患者が暴力を起こしたらどう対応すべきか（注意サインは何か、攻撃性を高めてしまうような対応はなかったか、何人のスタッフが必要か、投薬は有効か）、などを学習できるようにまとめるのもスーパーバイザーの仕事である。

● **サポートの継続**

スタッフのなかには、「こちらも強く出なければ相手を抑えることができない」といった信念のもとに攻撃的な対応をしてしまい、結果として患者を刺激している者がいる。抑制中に報復的ともとれるような行動をしてしまう者もいる。

こうしたスタッフは「包括的暴力防止プログラム」の理念を再度学習しなおすなどの教育が必要になるが、このような場合でもスーパーバイザーは、批判的ではないかたちで再学習を勧めていく姿勢が求められる。

また、ときにスタッフの反応が強く、感情が高まり、おさまらなくなる場合もある。このような場合は、専門家（心理士や医師）へつなぐ場合もある。

5　ディブリーフィングの手順

スーパーバイザーがディブリーフィングを進める手順は、以下のとおりである。

（1）情報収集と開催時期の決定

スーパーバイザーは自分でも事前に情報収集をし、開催時期を決める。みずから情報収集をするとスーパービジョンがしやすくする。

（2）目的・効果・予定時間・ルールの説明

たとえば次のように言う。

「これから○○さんのケースのディブリーフィングをします。今回は皆さんのおかげでなんとか最小の被害で暴力をおさめることができたと思います。でも本当に困難なケースだったので、皆さんにもいろいろな思いがあったことでしょう。いまから30分程度、体験されたことを自由にお話ししていただき、少しでも皆さんのストレスが減ることを望みます。また体験を共有しながら、今回の介入を振り返ってみまし

ょう。この間は、他の仕事の呼び出しには応じなくて結構です。また、言いたくないことは言わなくてかまいません。自由に発言してかまいませんが、他の人を非難するのはやめましょう」というように導入していく。

(3) 事実の確認

「まずはどのようなことがあったのかお話しください」というように、事実を話してもらう。

(4) 感情の表現

「今回のことでどう感じられたか、いまお話ししていただいたなかで気づいたことでも結構ですので、自由に話してみてください」というように感情表現を促す。

(5) 介入方法の振り返り

批判的ではなく、うまくいった点を肯定的に評価していく。「これはいけなかった」ではなく「こうすればもっとよかったですね」という視点が必要である。

(6) 今後何ができるかを確認する

たとえば話し合いのなかから「あの患者さんは女性スタッフに対する威嚇の仕方が強く、非常にこわかった」という話が出てくれば、「今後同様の事態が起こったときは男性スタッフがまずディエスカレーションに入ったほうがよい」というように、以後の介入に対するプランができる。

暴力の原因が他の患者の迷惑な行動であったような場合は、「あの患者さんが怒ったのもわかる気がする」というような言葉が聞かれるかもしれない。ここからは「決して精神症状として暴力的になったわけではないので、まず部屋替えなどで物理的環境を、次に相手の患者さんと話し合いをすることで人的環境を整えるだけでよいだろう」というようなアセスメントとケアプランができる。

また、「身体的介入をしたが、手首の固定がうまくいかなくて不安定になってしまった」というような感想があれば、介入技術を見直すことができる。

(7) まとめ

話し合いで明らかになったことをまとめ、介入に協力してくれたこと、ディブリーフィングに協力してくれたことに感謝を示すと同時に、これ以降もいつでも相談に応じる姿勢を話し、終了する。

6　介入の評価

　暴力介入がどのようにおこなわれたか、介入は適切であったかを客観的に評価する。また、プログラムをよりよいものへと修正していくためには標準化された様式にもとづいた評価が必要である。
　暴力の評価のための書式を次頁の図に示す。ただしこれはあくまでも参考例である。以下、重要な項目にコメントをしていく。

● 「暴力を起こした当事者」

　ここには暴力を起こした患者全員を記載する。暴力では被害者と加害者が判断不可能な場合も多い。このような点は下の「状況の記述」欄に記す。体格等も記入してあると、「この患者さんは自分より体格の小さな患者をターゲットにしやすい」というようなアセスメントに結びつくことがあるし、今後介入する場合どのようなスタッフが適切かをアセスメントできる。

● 「状況の概要」

　SOAS : Staff Observation Aggression Scale［Nijman & Palmstierna 2002］を参考にして分類している。
・暴力のねらい……攻撃が誰、あるいは何に向けられたか。
・手段……武器となったものは何か。
・前兆…… SOASでは暴力の前1時間に見られた兆候を評価している。

● 「介入手段」

　スタッフがどのような介入をおこなったかを記す。チームテクニクス使用の場合は、誰がどの役割をしたか、結果どうなったかを記述する。役割を明記することによって、スタッフの責任感も増してくるだろう。

● 「今後のケアプラン」

　上記の内容から、今後のアセスメント、ケアプランが修正されることになる。

暴力評価に必要な項目

1：発生時間
　　　年　　　月　　　日　　　時　頃
2：発生場所
　　□ホール　□病室　□廊下　□食堂　□看護室　□処置室　□ミーティングルーム
　　□中庭　□その他病棟内　□外出中（場所：　　　）　□外泊中（場所：　　　）
3：インシデントの概要
　　①：暴力を起こした当事者　※すべての関与者を記入する
　　　　1 氏名　　　　性：男／女　年齢　　病名　　　身長　　　cm　体重　　　kg
　　　　2 氏名　　　　性：男／女　年齢　　病名　　　身長　　　cm　体重　　　kg
　　　　3 氏名　　　　性：男／女　年齢　　病名　　　身長　　　cm　体重　　　kg
　　　　4 氏名　　　　性：男／女　年齢　　病名　　　身長　　　cm　体重　　　kg
　　②：状況の概要
　　　　暴力のねらい：□0 なし　□1 物　□2 スタッフ　□3 他患　□4 その他の人
　　　　手段：□0 なし　□1 言語的攻撃　□2 自分の身体を使っての攻撃（叩く、蹴るなど）
　　　　　　　□3 身体を使っての攻撃を含む（噛む、首を締める）　□4 凶器の使用
　　　　結果：□0 なし
　　　　　　　□1 物に対して（損傷はあるが使用できる状態）、人に対しては10分以内で治まるような痛み
　　　　　　　□2 物に対して（損傷させる、交換が必要）、人に対しては目に見える傷があるが治療の必
　　　　　　　　　要はない、または10分以上持続する痛み
　　　　　　　□3 人に対して、処置は必要だが医師の治療の必要はない程度のけが
　　　　　　　□4 人に医師の治療が必要なほどのけがを負わせる
　　　　前兆：（1時間前の間に観察されたもの）
　　　　　　　□0 なし　□1 精神運動興奮　□2 不安の増大　□3 精神症状の増悪
　　　　　　　□4 妄想の出現・悪化　□5 怒りの表出（身体表現）　□6 怒りの表出（言葉）
　　　　　　　□7 判断力のない行動　□8 動揺
　　　　攻撃を抑えるのに要したスタッフ数　　　　人
　　　　状況の記述：

4：介入手段
　　　　□手首の固定　□ブレイクアウェイ　□チームテクニクス
　　　　□抑制帯の使用　□ディエスカレーション　□ディブリーフィング
　　　　□警備・警察　□隔離　□投薬（内容：　　　　　　　　）
　　　　□環境調整（内容：　　　　　　　　）　□その他
　　チームテクニクス使用の場合
　　　　1 氏名　　　職位　　　役割
　　　　2 氏名　　　職位　　　役割
　　　　3 氏名　　　職位　　　役割
　　　　4 氏名　　　職位　　　役割
　　　　5 氏名　　　職位　　　役割
　　　　介入の概要：

5：ディブリーフィングの内容
　　　　リスクとなる因子
　　　　再発の可能性
　　　　再発を防ぐ因子
　　　　方法に関する検討
6：今後のケアプラン

7：けが・病気など健康問題に影響はあったか
　　　　□はい（下に詳細を記入）　□いいえ
　　　　氏名：　　　患者／スタッフ　　状態　　　　治療内容
　　　　氏名：　　　患者／スタッフ　　状態　　　　治療内容

7　日常の行動的介入

　患者が通常の生活に戻ってからの、怒りや攻撃性に対する介入には以下のようなものがある。

●環境の調整
- 過度の刺激が加わらない環境を提供する（患者を刺激する他患者が近づかない環境など）[Gorman et al 1996]。

●転換
- レクリエーションや身体活動（若い患者ならスポーツなど、高齢であれば散歩など）を利用し、怒りの感情を転換する [Mason & Chandley 1999]。
- 看護介入分類 [McCloskey & Bulechek 2002] では、「怒りコントロール援助」のなかの「怒りや緊張を発散するための物理的なはけ口を提供する」にあたる。

●行動的介入
- 患者が落ち着いているときに、過去の行動について批判的にならないように話し合う。
- 活動、課題の遂行、対人関係において患者が成功体験を得るような機会をつくり、肯定的フィードバックを与える [Schultz & Videbeck 1994]。
- 怒りに対する暴力的でない対処方法をともに考え、たとえば「今日1日暴力なく過ごす」などゴールを設定するのを支援し、達成できたときには肯定的フィードバックを与える。
- 公式、非公式のグループを利用する（Anger Management など認知行動療法のプログラムなど）。
- セルフコントロールの方法（自己コントロール技術、リラクセーション法など）を教育する。

第2部　実践編―身体介入マニュアル

IV

運動学的解説

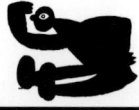

……前野竜太郎

　ここでは、ブレイクアウェイやチームテクニクスなどの身体介入技術を、理学療法学的な視点から解説する。
　リハビリテーション領域には、患者の立ち上がりや歩行などを適切に指導するための評価方法として「動作分析」という分野がある。たとえば理学療法士は、脳卒中左片麻痺で十分な歩行ができない患者が実際にどのように代償的に歩行しているのかを動作分析して、適切な歩行訓練につなげていく。
　動作分析は「運動学」が基礎的な土台となっているが、さらにそれは「ボディメカニクス」の理解に支えられている。ボディメカニクスは、人間の運動行動に際しておこっている「身体の骨格、筋、内臓など各系統器官の力学的な相互関係」と定義され、動作分析をおこなう際の欠かせない根拠である。
　今回は主に運動学やボディメカニクスの視点からごく基礎的解説を加えるが、ここで述べることはまだ科学的な実証データがほとんどないため、「解説」でありながらもある意味では「仮説」であることをお断りしておきたい。

1　可動域の制限を利用する

　個別の技術に入る前に、まずこの「包括的暴力防止プログラム」の身体介入技術全体に共通する働きをみてみよう。
　このプログラムの技術を運動学的に分析してみると、
・相手の力をそぐ
・急所や弱点を突く
・死角にまわりこむ
という、合気道などの武術に共通する動作が随所にみられる。

　人の体は元来、目的達成のための行為を遂行するために合理的に動けるようになっている。たとえば高い棚から物を下ろすときは、爪先立ちになり、脊柱をできるだけ伸展させ、両手を伸ばす（図1）。あるいは、床に落とした鉛筆は、足を曲げて、しゃがんで、手指を使って鉛筆をつまんで拾う（図2）。

図1　　　　　　　　　　　　　　図2

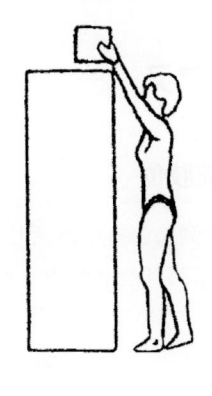

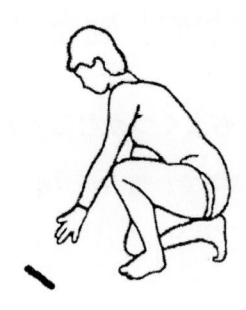

　ところが一方で、人の四肢の関節は、頸部や体幹も含めて360度すべての方向に動かすことはできない。そこでたとえば体を洗うときは、通常の肩関節の可動域では自分の背中に手が届かないため、タオルという道具を使って代償している（図3）。
　あるいは、骨折などで片方の手が使えないとき、健側の前腕部を洗うのに非常に難渋するだろう（図4）。手首の関節可動域に制限があるため、すなわち前腕部に手が届くほどには手首は曲がらないからである。

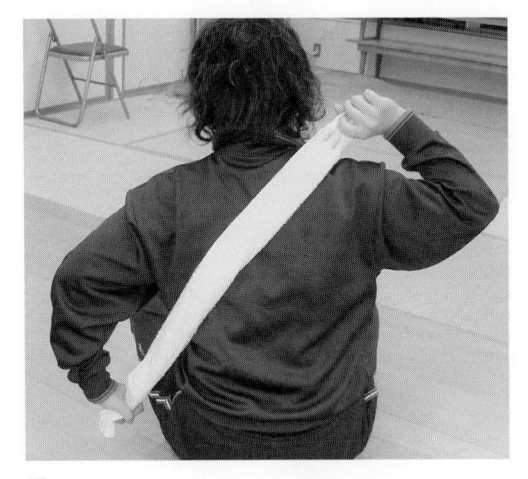

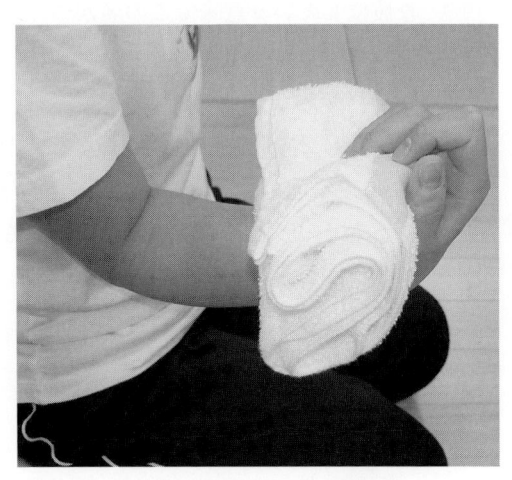

図3　　　　　　　　　　　　　　図4

　このプログラムにおける身体介入技術は、そのような人間の関節可動域の限界にともなう急所や死角をうまく突いている。それによって相手を傷つけることなく姿勢を崩して、離脱や沈静化をはかる技法といえる。

2 「つかむ」動きのバイオメカニクス

●もっともよくつかむことができる肢位＝機能肢位

ここで、相手がつかみかかってきたときを例にとってお話ししてみたい。

「つかむ」動作は、基本的に図5のような手の「機能肢位」をもとにおこなわれる。

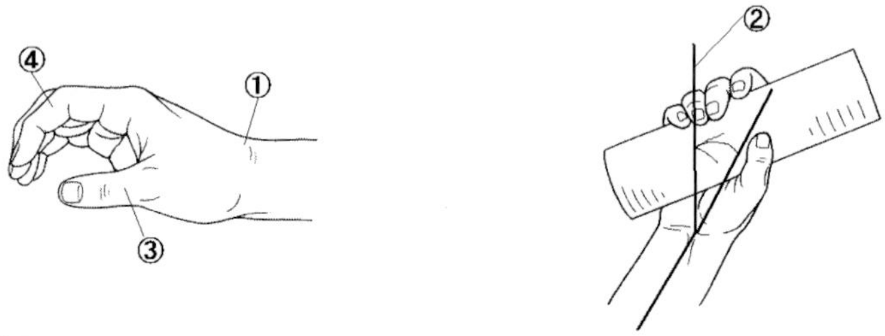

図5

機能肢位とは、①手関節を中等度に背屈、②軽度に小指側に尺屈、③親指は掌側外転・屈曲、④第2〜5指は軽度屈曲位、とする肢位のことで、「最も機能的に有利な肢位」という意味でこの名がつく。

●手首が折れたり反ったりすると、つかめない

しかしこの肢位が崩れてくると、十分な握力を発揮できなくなる。たとえば手関節が90度掌屈位（手首が折れる方向：図6）あるいは背屈位（手首が反る方向：図7）になると、つかむ力は急激に弱くなる。

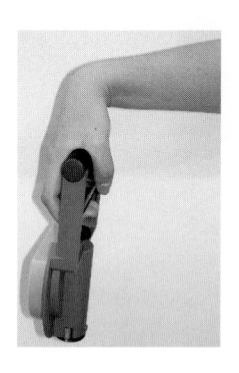

図6

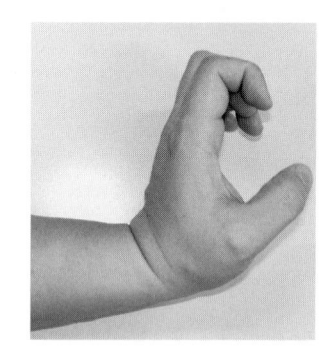

図7

●動く範囲を越えて腕が回ってしまうと、つかめない

　また、前腕は90度回外位（前腕を外側に回す）でも効率よく握力が発揮されるが、回外は90度までなので、それを越える範囲では急激に握力が発揮できなくなる（図8）。

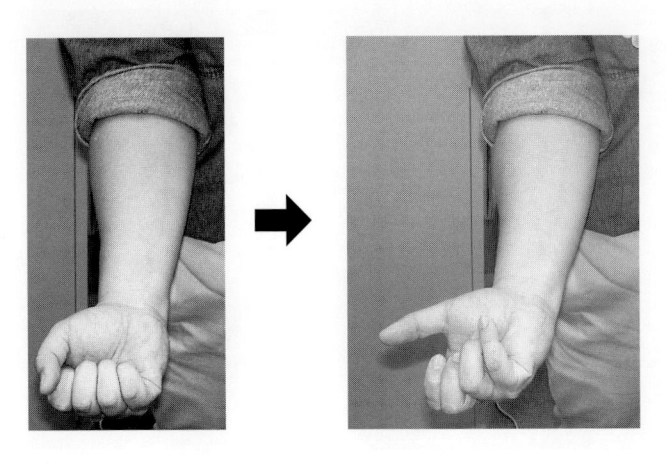

図8

　また回内（前腕を内側に回す）でも同様に90度付近でも効率的な筋力を発揮するが、それを越える範囲になると、握力は発揮できなくなる（図9）。

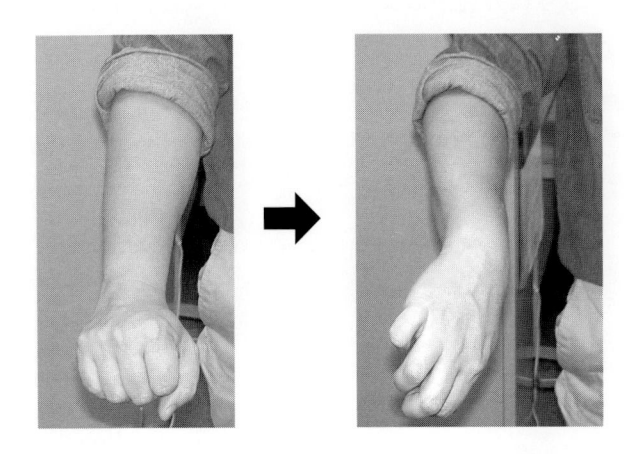

図9

　肘関節伸展位での前腕回内運動（肘を伸ばしたまま前腕を内側に回す）は、90度

に近づくにつれ徐々に肩関節の内旋運動に移行していく。つまり腕の回転に従って、肩も回転してくるのである。しかし回内が90度を越え、さらに肩関節の内旋運動がおよそ80度を超えてしまうと、物をつかむことは非常にむずかしくなる（図10）。それでもなおつかんでいようとするならば、体幹を前傾させるしかなくなる（図11）。

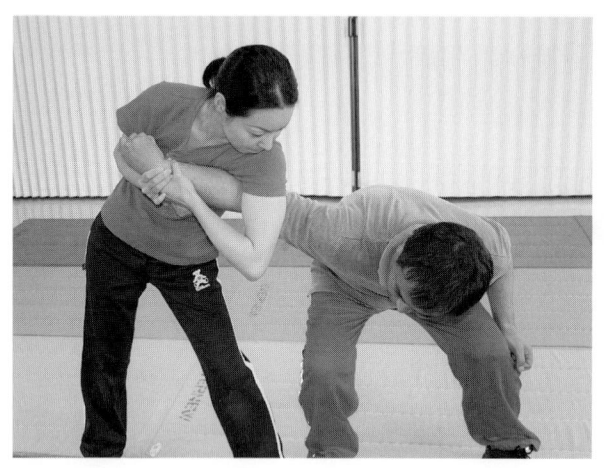

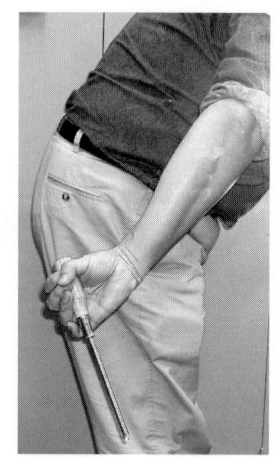

図10

図11

　また、肘関節伸展位での前腕回外運動（肘を伸ばしたまま腕を外側に回す）の場合も同じように、回外90度に近づくにつれ、肩関節の外旋運動に移行していくが（図12）、回外が90度を越え、さらに外旋がおよそ60度を越えると、今度は体幹が伸展・側屈せざるをえなくなる（図13）。

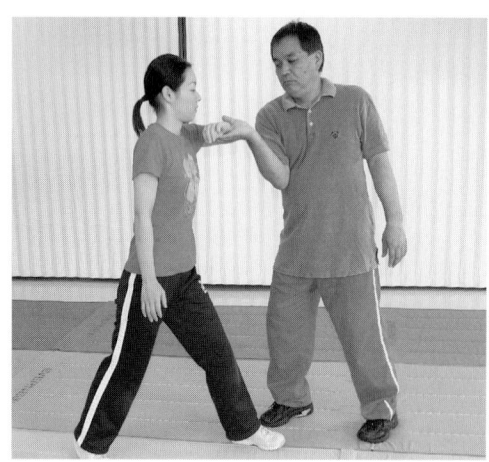

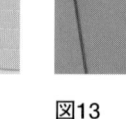

図12

図13

このように、「前腕回内＋肩関節内旋」あるいは「前腕回外＋肩関節外旋」の複合運動が最大可動域を越えるときでも、つかむ力は急激に弱くなるのである。

3　人の動作における心身相関と志向性

●人の行為には「志向性」がともなっている

　人の「動作」は、目的の達成のための合理的手段であることは先に述べたとおりだ。しかし、それにともなう「行為」は、ロボットのようにただ指示を達成するためだけの動作の集まりではない。必ず人の意志や意図が働いて、それにあわせて数多くの「動作」が選択されていくことになる。

　たとえば、道路に落ちた1万円札を見つけて拾いに行くとしよう。そこには、1万円札が落ちている地点まで歩いて移動し、かがみ、紙幣をつかんで拾い上げる、という「目的を達成するための一連の動作の集まり」がある。すなわちそれが「行為」である。

　もう一つ例をあげよう。朝寝坊してバスに乗り遅れまいとして、必死で走る自分の姿を想像してみてほしい。この場合は「バスに間に合いたい」とか「職場に遅刻したくない」という意志や意図が働いているはずだ。

　このように「行為」には、必ず「志向性」とでもいうべきものがともなっている。そしてその志向性の下に、もっとも効率のよい運動を選択している。

●志向性が盲点となる

　しかしその一方で、その目的達成への志向性が強まれば強まるほど、その行為は、外力あるいは外乱にもろいといえる。紙幣を見つけて拾い上げようとするとき、他の人に先に拾われまいと急ぐことで、うしろから迫ってくる自転車に気づくのが遅れるかもしれない。また、朝寝坊してぎりぎりのタイミングでバスを追いかけていれば、何かにつまずいて転倒する危険性も高くなる。

　このように一瞬ではあるが、まわりで起こっていることに不注意になったり、わかっていてもバスに乗るという目的の達成に手一杯となり、みずからの行為を石ころや凍結路面などの周囲の環境に合わせることができなくなるということが起こってくるのである。

　同じようなことが、たとえばスタッフに腕を振りまわしてくる人たちにも言えるかもしれない。腕を振りまわす目的はさまざまだろう。もしかして計画的に周到に練られた行為かもしれない。あるいは逆にちょっとした思いつきなのかもしれない。また

ある人は、突然天の声に命令されて行為に及んでいるのかもしれない。

　しかしそのいずれにおいても、目的達成への志向性が強まれば強まるほど、外力あるいは外乱にもろいという点は共通している。その強い志向性のため、視野も非常に狭い限られた範囲になるだろう。つまり、1万円札を見つけて拾い上げるとき一瞬不注意になるのと同様のことが起こっている。

　そういった相手の、いわば「気」の流れや乱れを逆手にとれるようになれば、相手の虚を突く動作が可能となる。それは、お互いに傷つき傷つけることのない、効果的な離脱法の第一歩である。

4　身体介入技術のポイント

　以上をふまえて各々の身体介入技術を見てみると、ポイントは次の4つに集約される。
①関節可動域以上の捻転運動や知覚刺激を与える。
②テコの原理を使って少ない労力で大きな力を出す。
③相手の力を呼び込んで利用する。
④すべての技術は素早く、落ち着いておこなわなくてはならない。
　これらのポイントについて簡単に説明していこう。

●捻転運動や知覚刺激を与える

　まず、相手の四肢、特に肩から手指までの関節にねじる動きを与える技術が多い。相手は痛みが起こらないように、あるいは関節のねじれに対する不安から逃れようと、無意識的・反射的に身体が動きはじめる。これがいわゆる「防御反射」である。

　そして、不安定な関節を元に戻そうとするこの働きによって、姿勢やバランスが変化する。これにより相手の姿勢が崩れ、あるいは姿勢を崩すことを容易にしている。ただし捻転運動は痛みが出やすいので、相手の関節を痛めないように十分注意しなければならない。

　一つ例をあげるならば、肩関節を内転・内旋させた状態で、さらに伸展方向に上腕を持っていく「ホールド」のテクニックがある。（図14）。

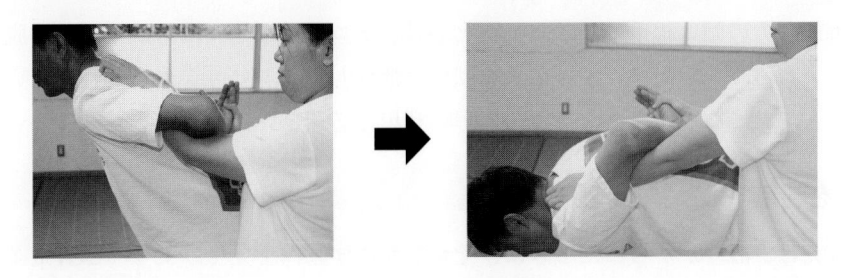

図14

　伸展位になった肩関節を戻そうとすると逆に体幹が屈曲してきて、結果として、スタッフにとってより押さえやすい前傾方向になっていく。
　また、知覚刺激による例としては、頭髪をつかまれたときに、手背部の骨（中手骨）の上に直接刺激を与える動作がある（図15）。手掌部と異なり、手背部には筋腱によるクッションが少なく知覚神経が表在しているため、固い中手骨が神経を圧迫する。それにより反射的に手を引っ込める運動が出やすくなるのである。

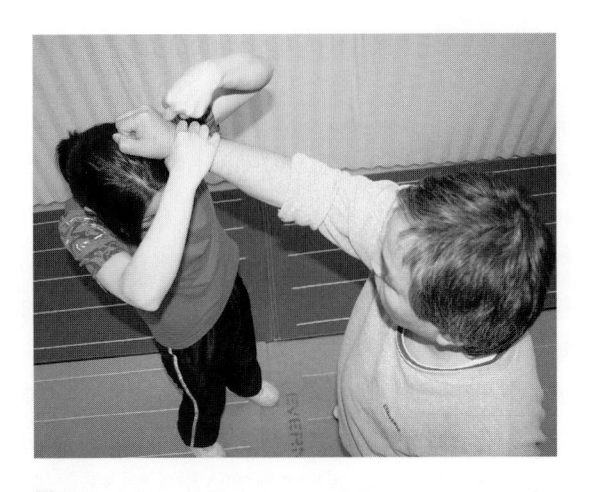

図15

● テコの原理を使う

　テコの原理を働かせることによって、小さな力で離脱することが可能になる。手をつかまれた際に手刀をつくって離脱する例（Case 1：p.96）がわかりやすい。
　手首をつかまれた場合、①まず手指を伸展させて手関節を太くして相手の握る力を弱め、②次に手関節を内側から回しながら、③テコの原理を使って相手の大きな力をそいで離脱する。

圧倒的に力の強い相手につかまれたときは、テコ運動なしではスムーズな離脱はむずかしいだろう。時間がたてばさらに状況は悪化し、まさに「テコでも動かない」ことになってしまいかねない。テコの原理の利用は必須といえる。

● **相手の力を利用する**

たとえば、殴りかかられたときに、それをかわす動作を見てみよう（Case11：p.148）。殴りかかることにより、相手は半身になり体重は前がかりになっている。しかし前がかりになったぶん、横からの外力に弱い。これはきわめて不安定な姿勢である。そこでスタッフは相手の懐の外側に移動して、横から手刀で払うだけで相手はバランスを崩し、次の動作に入ることができなくなる。このようにかわす動きは少ない労力で大きな効果を発揮する点で、テコの原理に近いものがある。

● **素早く、落ち着いて**

しかしこれらの動きを取り入れても、次の動作に入る「間」を相手に与えては何もならない。つかんでもまごまごしていれば、相手は引き抜こうと無理な姿勢をとるため、怪我をさせることにもなりかねない。

素早く動かなければならない一方で、スタッフは落ち着くことも必要である。なぜ落ち着く必要があるのか。ボディメカニクス的な観点からいうと、あわてると余分な力が入って、屈曲させる筋群が優位になるからである。

パニックになると、人は一般的に握りこぶしをつくって小さく身をかがめて固まってしまうといった防御の姿勢をとりやすい。たとえば、母親が子どもを外敵から守るときの姿勢を想像するとわかりやすい。母親は、子どもを外敵から守ろうと敵に背を向けて、とっさに抱え込んで丸くなっているだろう。

このように通常はとっさに屈筋群が優位になりがちなので、意識していないと手指は開けないのである。おそらく護身術などを体得している人はとっさに手刀は出るだろうが、一般の人はなかなかそうはいかない。意識して冷静にならないと、手指を伸展させる動作は出にくいものである。そういった意味からも、相手のペースに飲み込まれず、まず落ち着く必要がある。

5　ホールドと手首の固定がなぜ有効か

特にチームテクニクスで大切な技術に、「ホールド」と「手首の固定」がある。この技術を上手に使うことによって、相手の動きをしっかり止め、沈静化をはかることが可能となる。最後に、なぜこの技術だけでしっかり相手の動きを止めることができ

るのかについて解説しよう。

まず上肢へのホールド（図16）について。

これは、相手の上肢を背部にまわして置くことを基本形としている。これにより、大胸筋や上腕二頭筋という、肩関節屈曲・水平内転方向に大きな力をもつ筋群を動かすことができなくなる。この肢位でも肩関節伸展・外転、肘関節伸展方向には動かすことはできるが、それで利用可能となる上腕三頭筋や三角筋だけでは手を抜くことはできない。

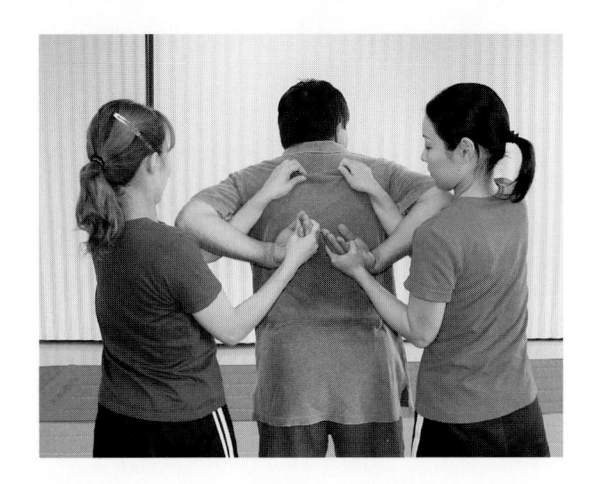

図16

次に「手首の固定」（図17）について。

これは端的に、手関節を90度近くまで掌屈させていることによる効果である。手関節を掌屈させると握力は4分の1から5分の1まで減ずるので、スタッフの手などを握ることは不可能である。

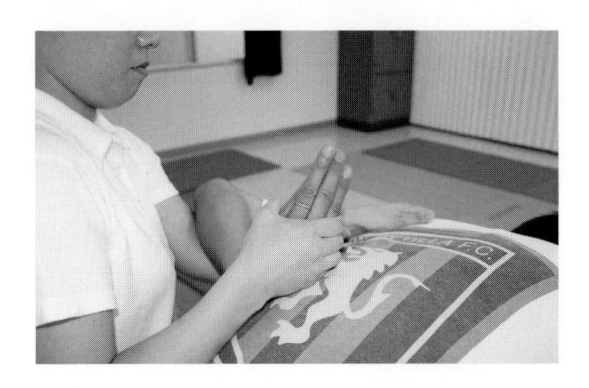

図17

第2部　実践編——身体介入マニュアル

V

ブレイクアウェイ

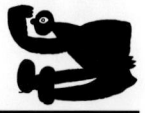

……松尾康志

Case 1　同側の手をつかまれた場合

●手首を内側に回して離脱する方法

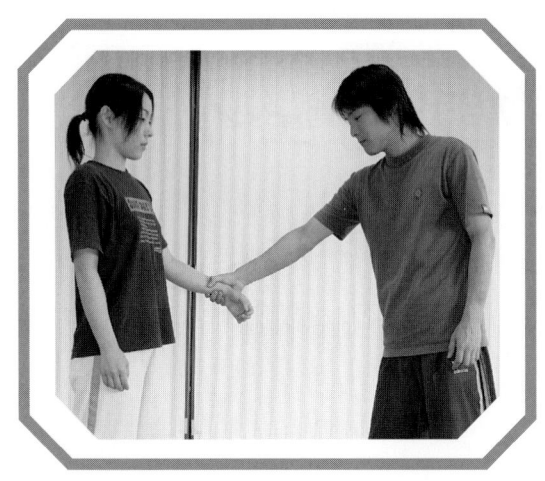

【左手首を、相手の右手でつかまれた場合・その1】

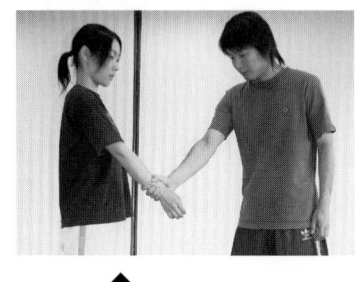

↑
反対側の手をつかまれた場合（右手首を相手の右手でつかまれるなど）は、Case 2を参照。

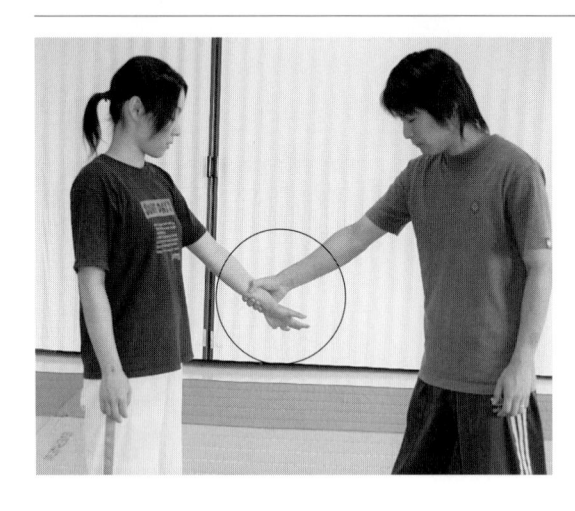

手順 1

つかまれた手の五指をパッと開き、背屈（手背側に反らす）させる。

手指を開くことによって、主に伸筋群の腱が太くなり*、相手はつかみづらくなる。

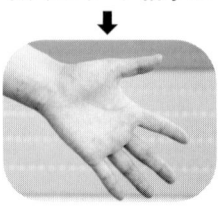

＊正確には、指を開く筋と、手関節を背屈させる筋を働かせて、手首表面に腱を張り出させている。

手順 2

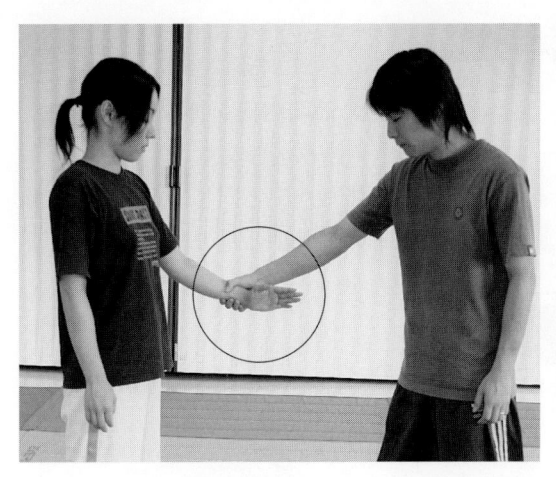

つかまれた手は開いたまま、内側に回しながら相手の前腕の内側へ上げていく。

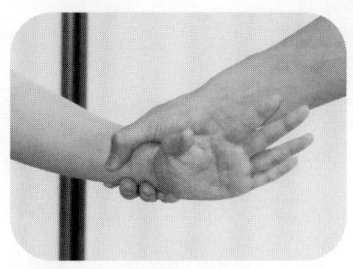

> **!POINT**
> 内側に回すことに加えて、肘を屈曲させること。肘を曲げたほうが、相手を押す力が出やすい。

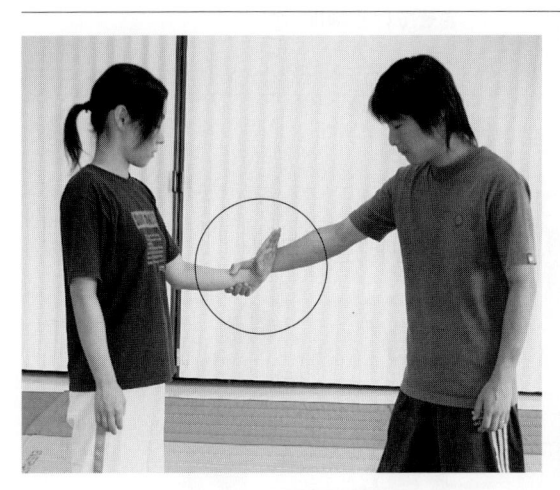

手順 3

さらに回しながら手刀をつくり、相手の前腕内側に押し当てる。

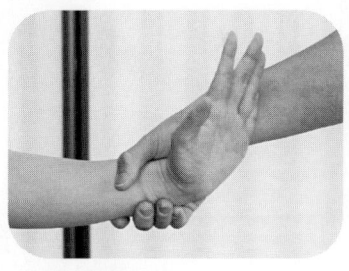

> **!POINT**
> ここが離脱の最大のポイント。相手の手関節に手刀で力点をつくり、このまま急激に掌屈位（手首が手のひら側に折れた状態）にさせる。

手順4

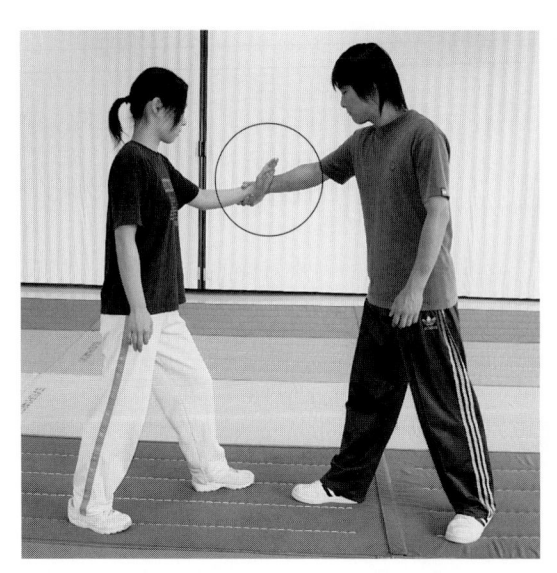

手刀で相手の前腕内側を押すのと同時に、左足を大きく踏み込む。

左足（つかまれた手と同じほうの足）で踏み込む。その際、手と足の動きが同時であることが大切。

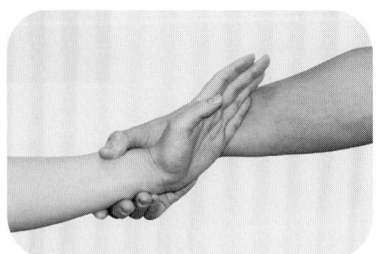

⬆相手の手関節を掌屈位に加えて尺屈位（小指側に曲がる）にもっていき、握力を減少させている瞬間。

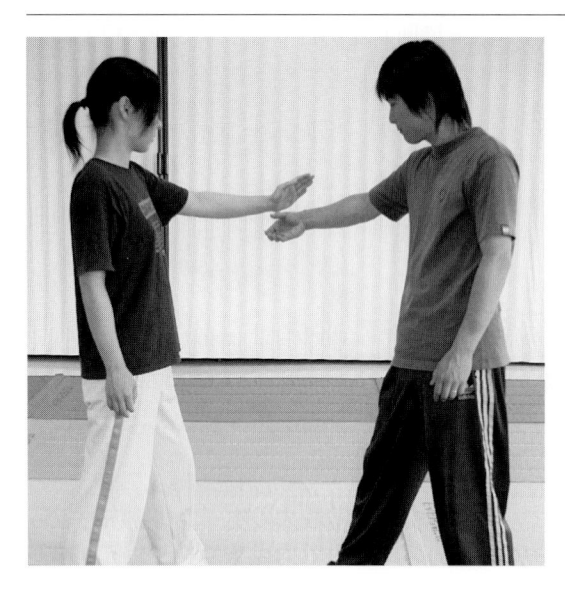

手順5

離脱する。

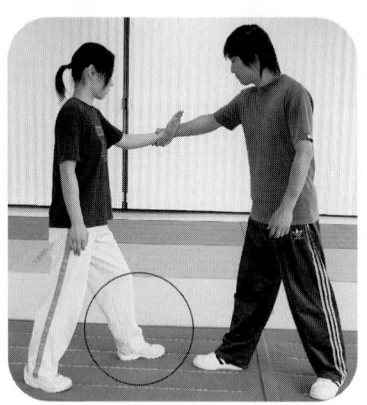

⬆踏み込んだ足は、同時に体が前に流れないようストッパーの役割も果たしている。

● 手首を外側に回して離脱する方法

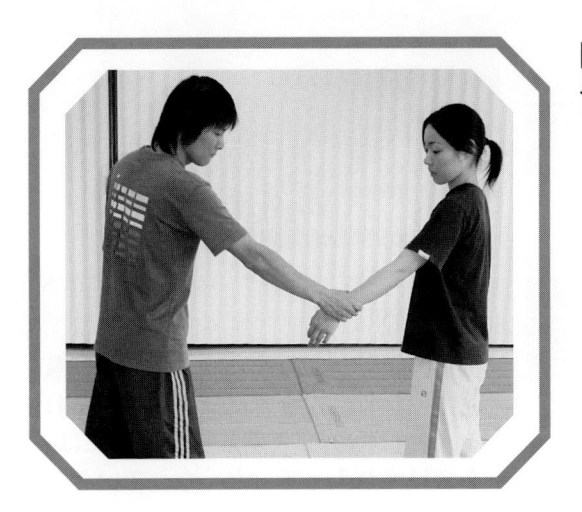

【左手首を、相手の右手でつかまれた場合・その２】

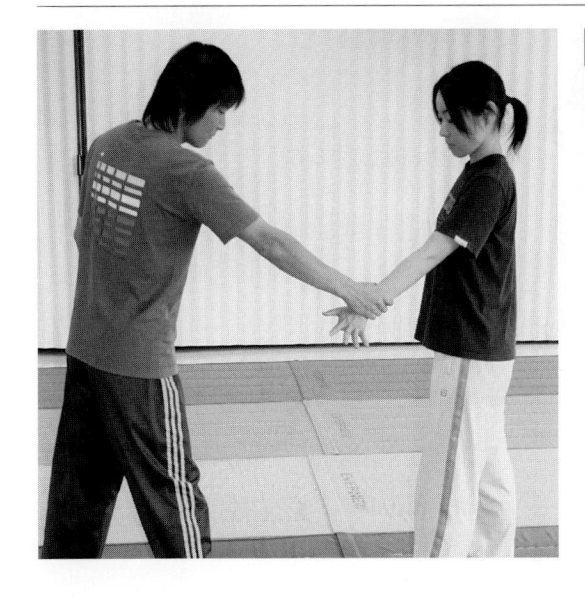

手順 1

つかまれた左手の五指をパッと開き、背屈させる。

●p.96 参照

手順2

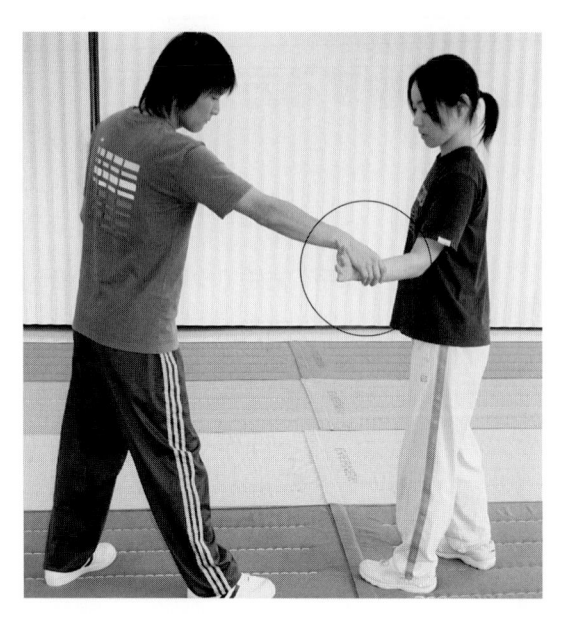

手を開いたまま、外側に回しながら相手の前腕の内側へ上げていく。

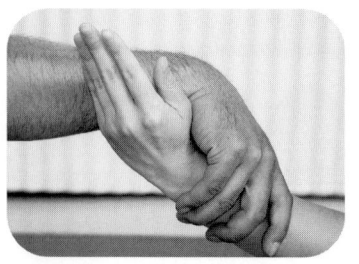

> **!POINT**
> 相手の上肢が、前腕回内、尺屈位、掌屈位になり、複合的に握力を減じられる。特に相手の人差し指と中指には、あまり力が入っていなくなっていることがわかる。

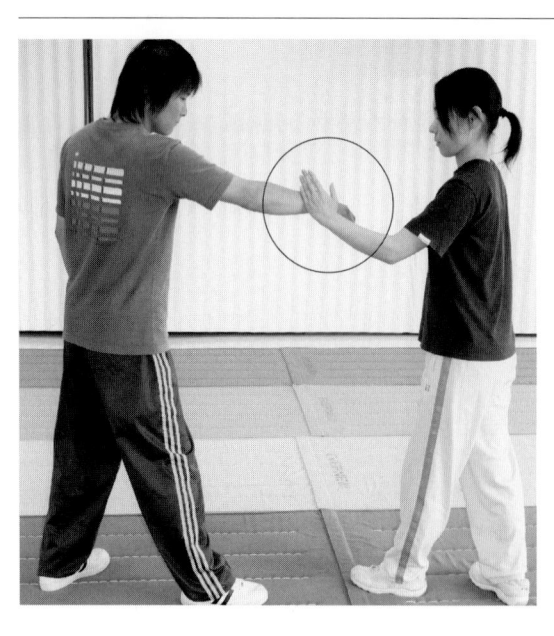

手順3

さらに回しながら手刀をつくり、相手の前腕外側に押し当てる。

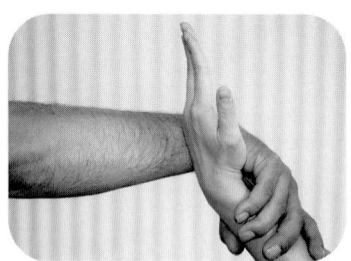

↑相手の右手がほぼ死に体になっている。

手順 4

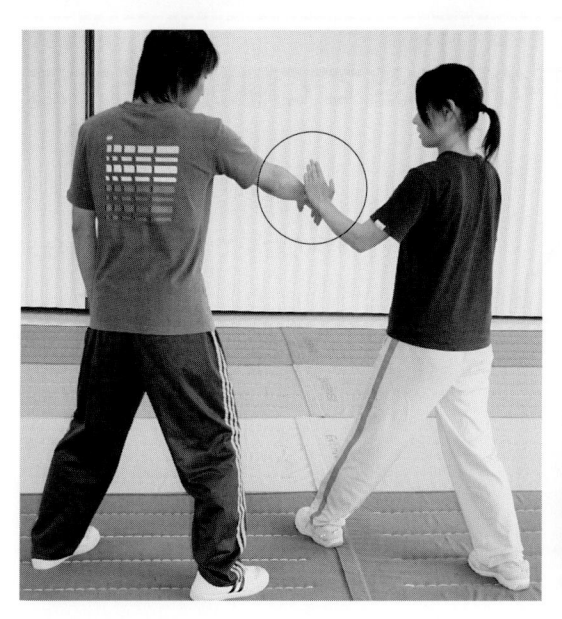

手刀で押すのと同時に、左足を大きく踏み込む。

左足（つかまれた手と同じほうの足）で踏み込む。手と足の動きを同時にする。

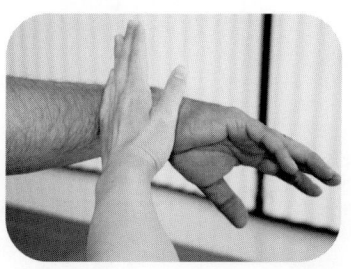

↑こらえきれず手が離れた瞬間。

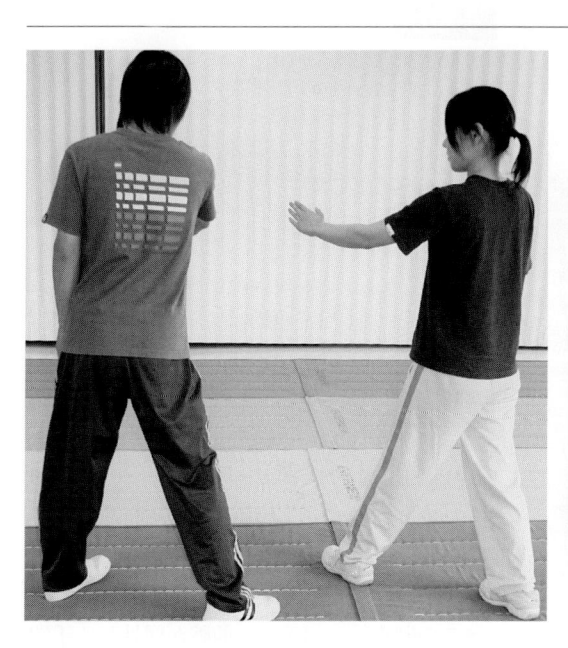

手順 5

離脱する。

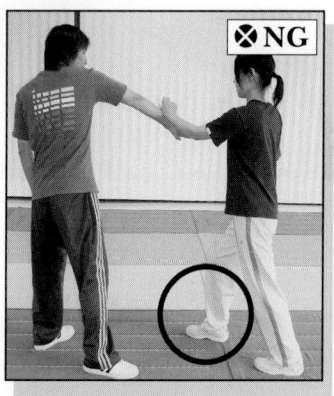

⊗ NG

⊗ NG
手と反対側の足が出てしまっているので、体重がうしろに残ってしまい、力が入らない。

自分の肘を相手の肘に当てて離脱する方法

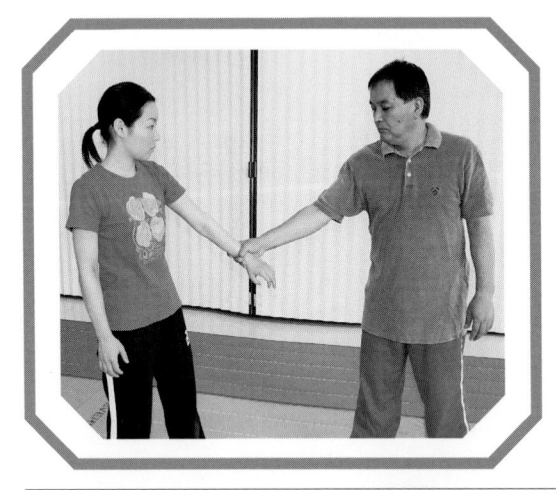

【左手首を、相手の右手でつかまれた場合・その3】

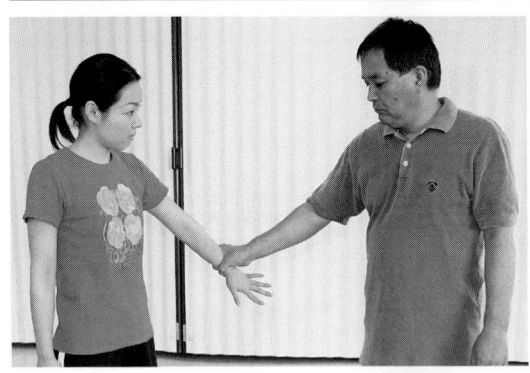

手順1

つかまれた左手の五指をパッと開き、背屈させる。

➡p.96 参照

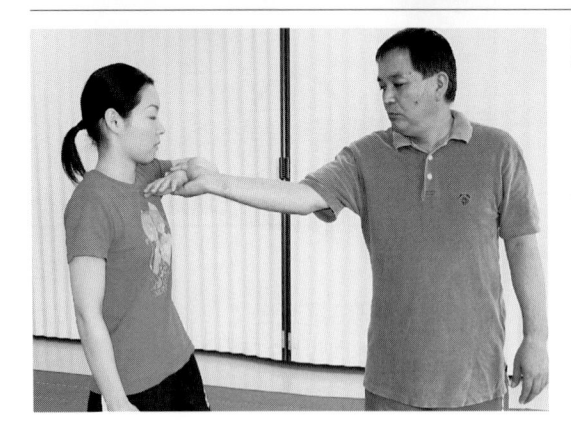

手順2

開いた手のひらを地面に向けながら肘を屈曲させ、自分の前腕が水平位となるよう胸元付近まで挙上させる。

←この時点で、相手の右前腕が回外し、手関節が90度近くまで背屈し、さらに橈屈（親指側に曲がる）を起こしていることがわかる。

手順3

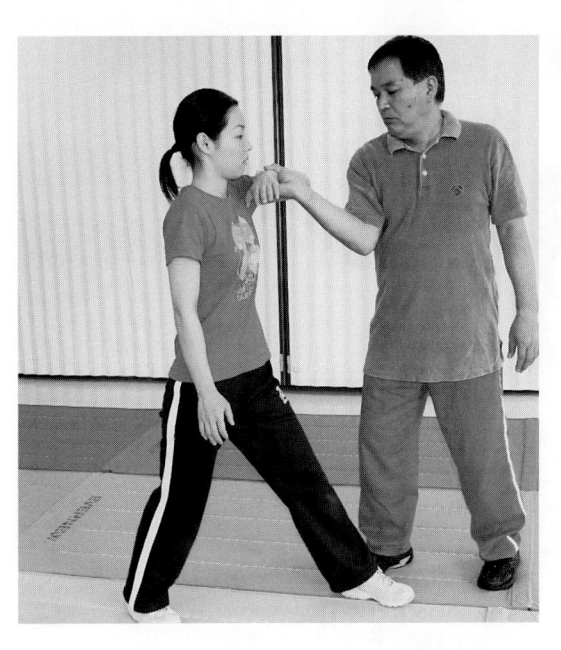

腕の位置を保ったまま、左足（つかまれた手と同じほうの足）を相手の両足の間に踏み出す。

←急激に握力を減じられた相手の右手は、スタッフに押し出されることにより、手関節の背屈がさらに増している。相手は手関節を戻そうと、自然に体が伸び上がってしまっている。

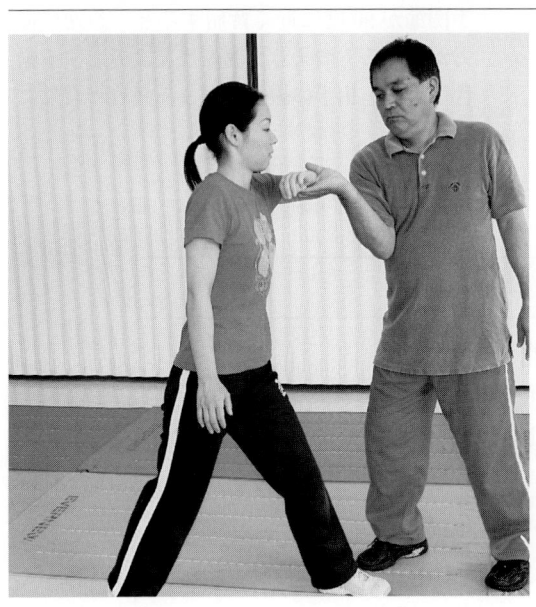

手順4

左肘で、相手の右前腕外側を押す。

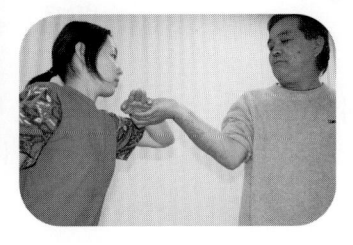

> **❶POINT**
> 足を踏み込み、自分の体重を利用して押す。

手順5

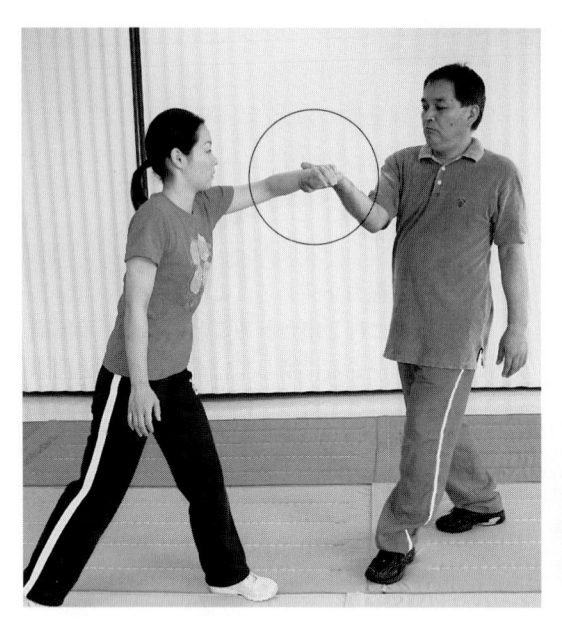

離脱する。

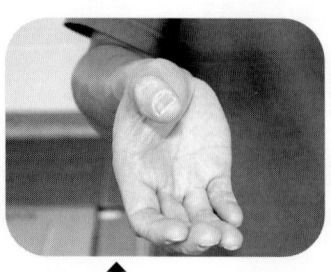

手関節が90度に近く背屈すると、急速に握力が弱まる。つまり、肘を当てようとする動作により、相手の握力が弱まる角度に自然になる。

手技	特徴
内側に回して離脱 ➡p.96	・手技が簡単。 ・相手の手を外側に追いやるという点で、より自然な動き。
外側に回して離脱 ➡p.99	・力が入りやすく離脱しやすい。 ・とっさに外回しで離脱するには、ある程度の練習が必要。
肘を当てて離脱 ➡p.102	・切る力は強いが、素早くやらないとかえって危険な状態になる。 ・難易度が高い。

Case 2　反対側の手をつかまれた場合

🐊● 相手の手の甲を押して離脱する方法

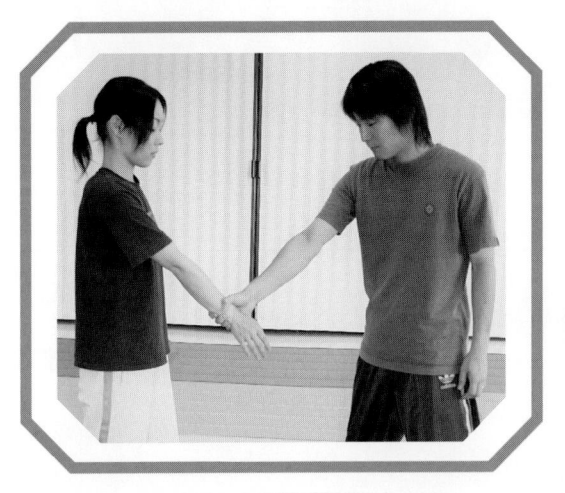

【右手首を、相手の右手でつかまれた場合】

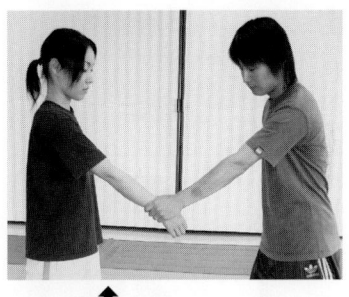

↑
Case 1 では、同側の手をつかまれた場合（右手首を、相手の左手でつかまれるなど）の離脱方法を紹介したので混乱しないように。

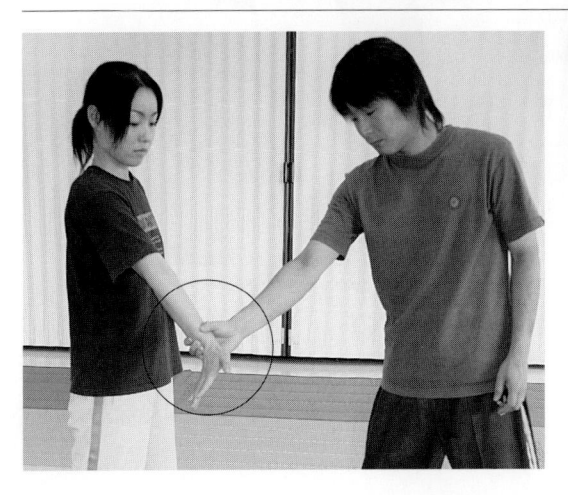

手順 1

右手を右横に出しながら五指をパッと開き背屈させる。

手指を開いて背屈させることにより、伸筋群を働かせてつかみづらくする。それによって隙間をつくる。
しかし一連の動作を素早く行わないとうまく隙間がつくれない。

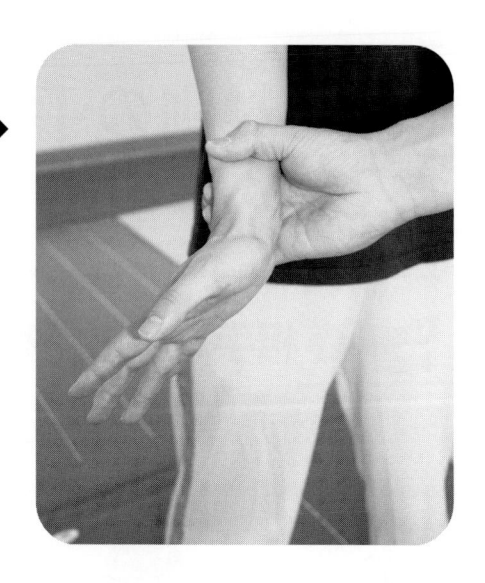

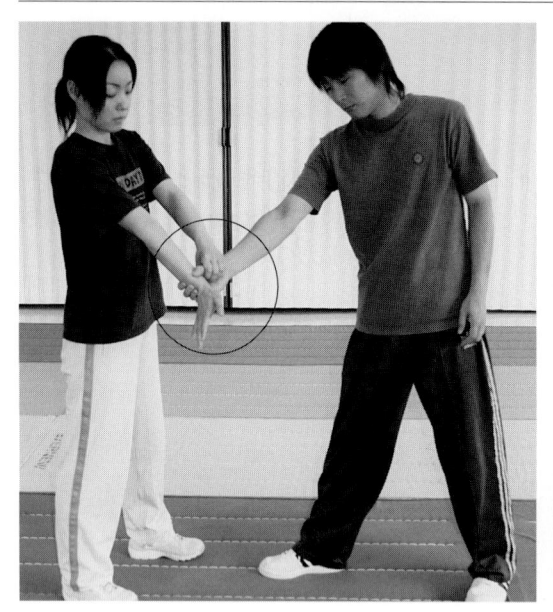

手順 2

できた隙間に左手を入れ、相手の母指球部（親指の腹）を上からつかむ。

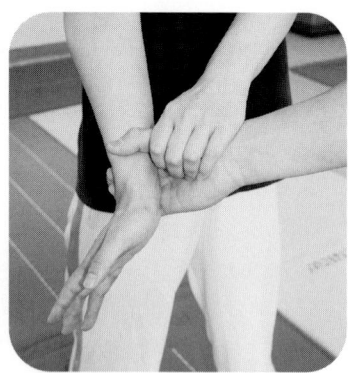

> **❗POINT**
> 親指の力を弱めると、つかむ力は弱まり、相手の手をはずしやすくなる。

手順 3

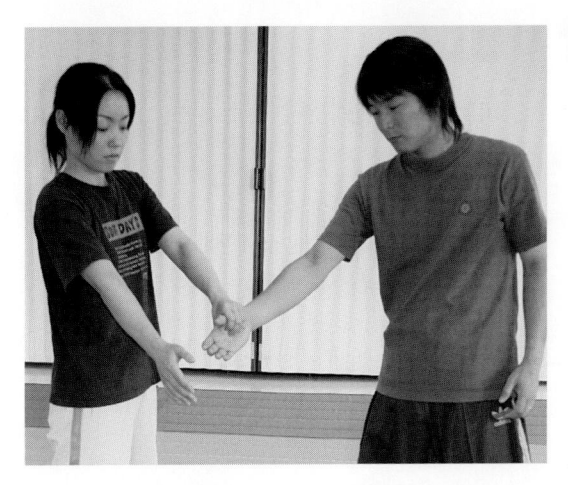

つかまれている右手をさらに外側に出しながら、相手の手をはずす。

★ここまででつかまれた手は解けているが、相手の体勢を崩して逃げる時間を確保する必要がある場合（再び手をつかんでくるなど）は、以下をおこなう。

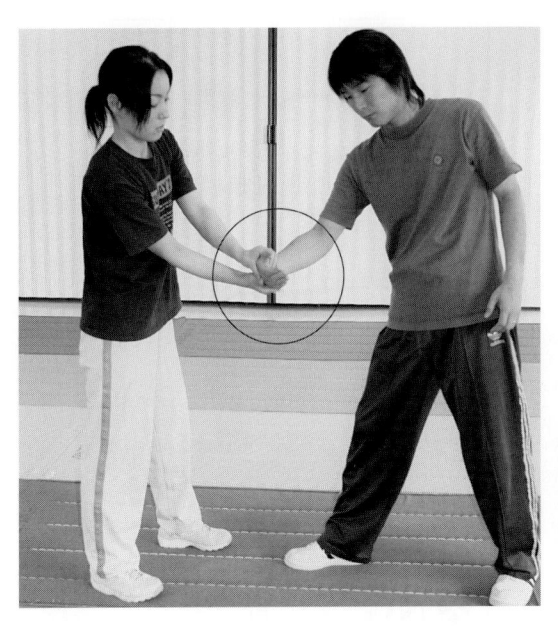

手順 4

はずした手のひらで相手の手の甲を押し、手首を掌屈させる。

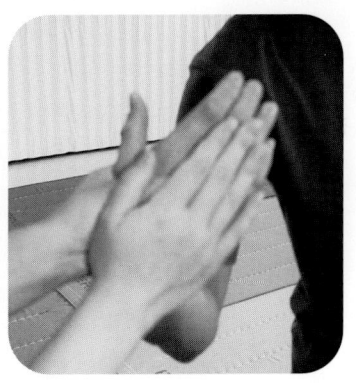

> ❗**POINT**
> 相手の手を掌屈させて握力を減じながら、すばやく回外位へ捻転させる。

手順 5

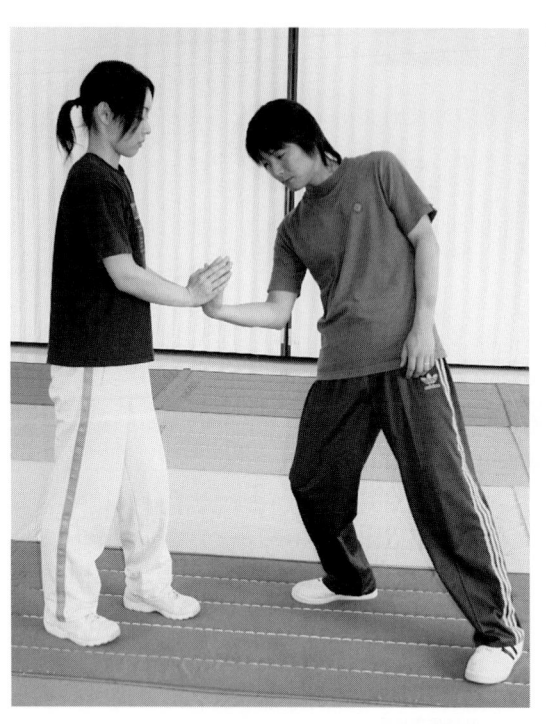

相手の手首を掌屈させたまま、自分の臍の位置に引きつける。

←過回外位を修復しようとして、相手の体幹は自然に右へ倒れかかってくる。

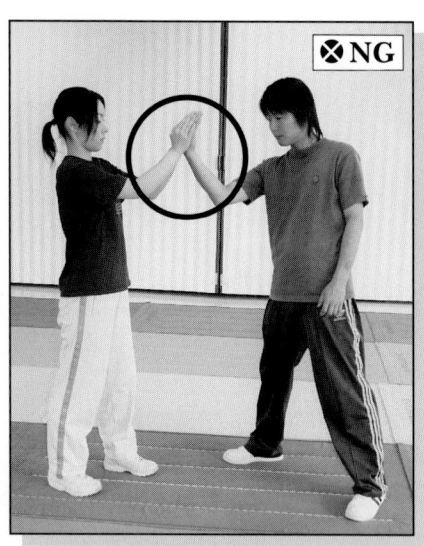

⊗NG

手首を高い位置にもっていきがちになるが、それでは効果が薄れる。その場合でも、引き下げながら回外方向に捻転を加えればよい。

手順 6

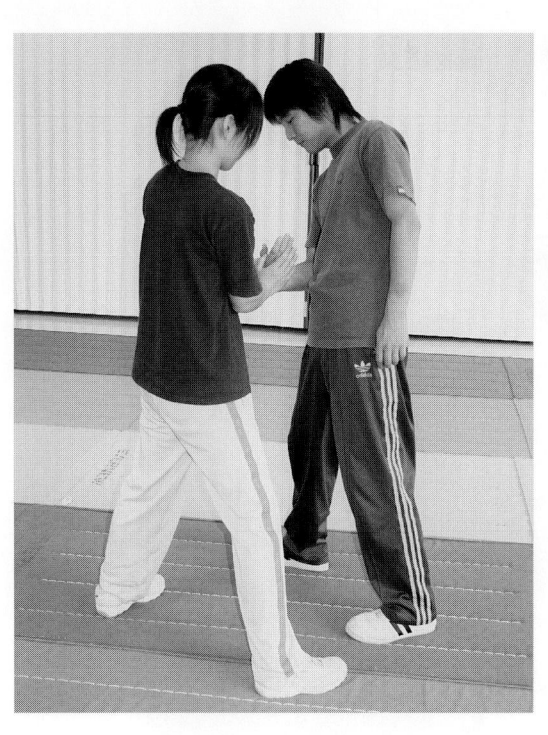

右足を相手の左足の横に一歩踏み出すと同時に、右手で相手の手の甲を回外させ、自分の体を左にひねる。

←自分が相手の近くに移動することで、相手が倒れる距離が短くなり、周囲の物に当たる危険性が低くなる。

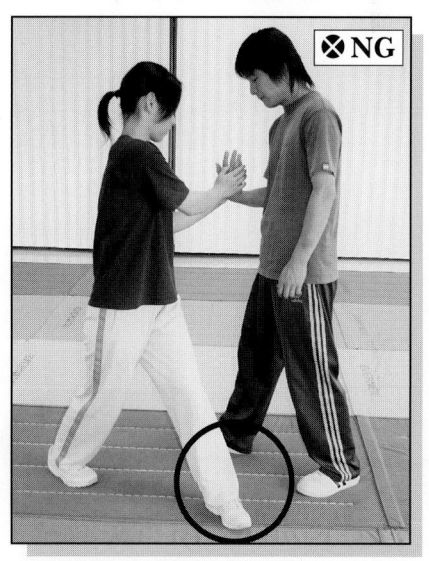

❌NG
自分の左足を出すと動きにくい。

手順 7

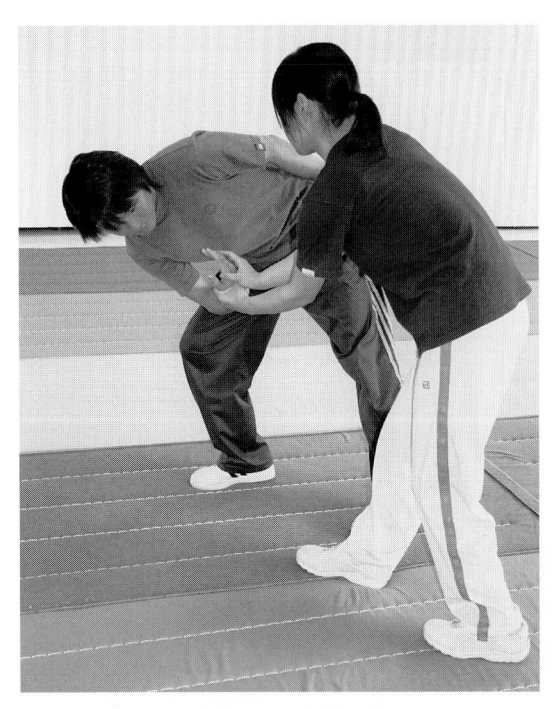

相手はバランスを崩し、倒れはじめる。さらに自分の体をひねる。

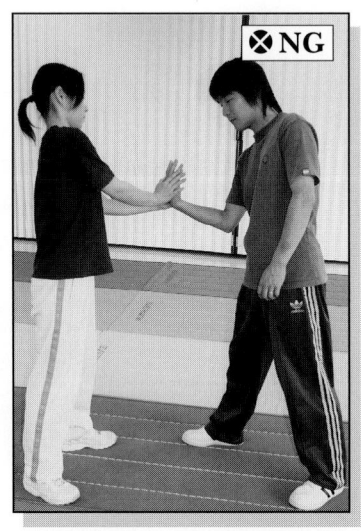

⊗ NG

相手の手首を回すだけでは、うまく倒れない。自分の体を移動させ、素早くひねること。

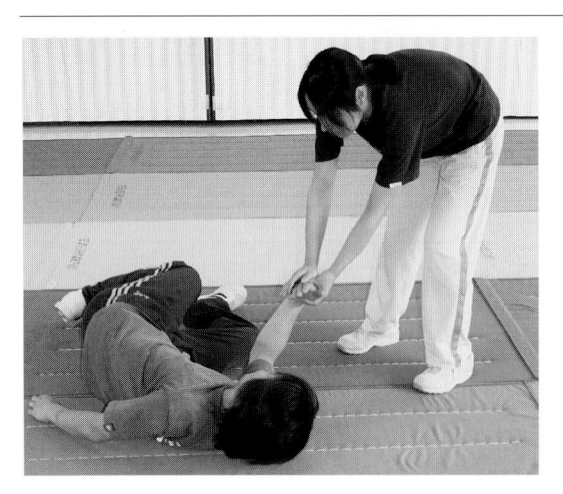

手順 8

相手が完全に倒れてから素早く離脱する。

Case 3 両手で手首をつかまれた場合

● 自分のほうに引いて離脱する方法

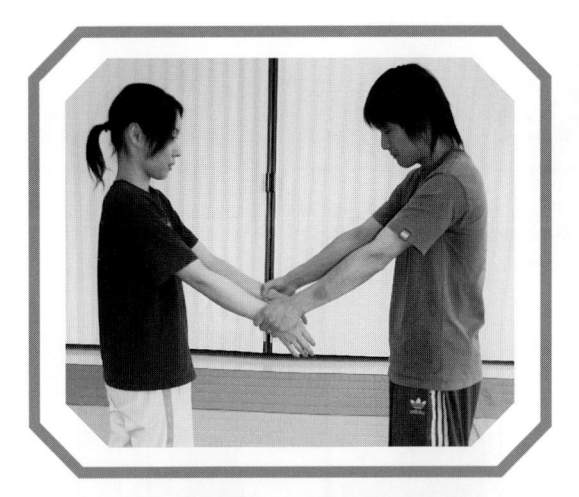

【両手をつかまれた場合・その1】

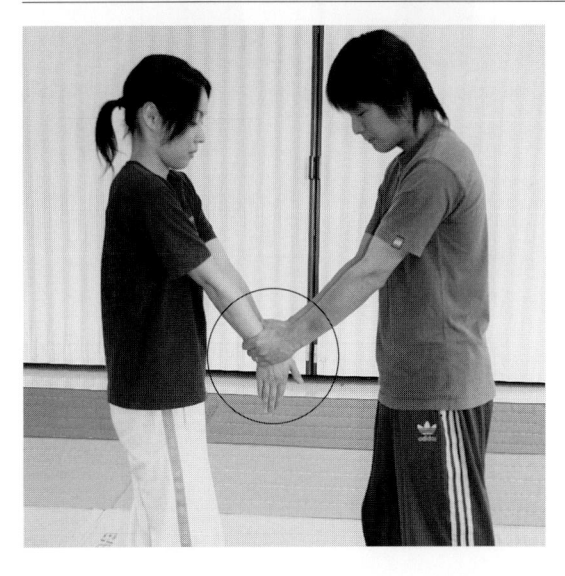

手順 1

両手のひらを素早く合わせる（写真a：真上から見たところ）。

力が弱い人は、両手を組むと力が入りやすくなる（写真b）。上肢の肩関節・肘関節屈筋群が働きやすくなるためである。

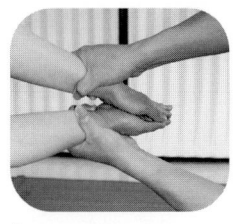

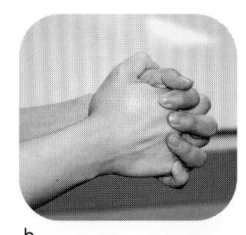

手順2

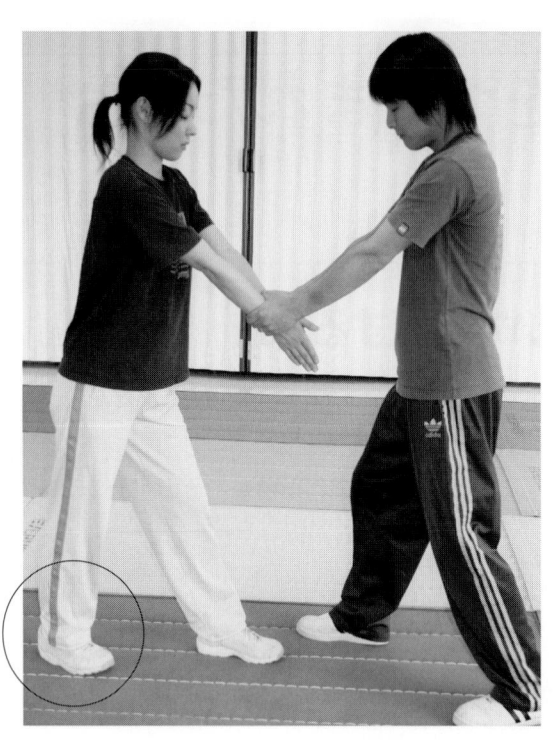

両手を合わせたまま、片足を一歩引く（引く足は左右どちらでもよい）。

> **❗POINT**
> 必ず片足を引いて、半身になること。

> **❌NG**
> 両足をそろえたまま腕だけを動かすのではダメ！

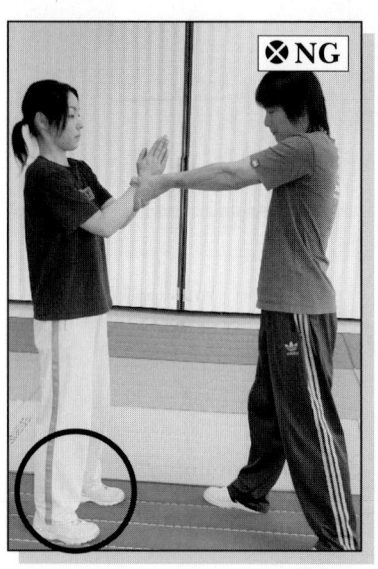

手順3

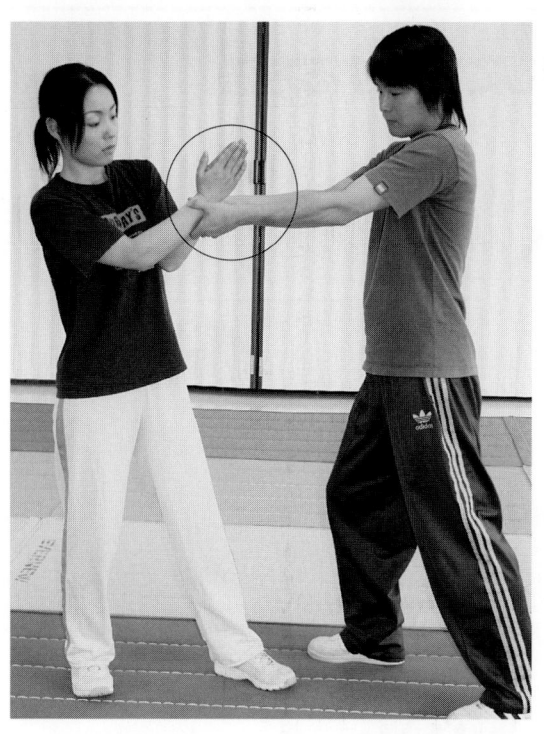

肘を支点として素早く両手を自分のほうに引き寄せる。

両上肢を引き寄せることにより、相手の上肢は肩関節外旋位、前腕は過回外位となる。さらに手関節も背屈位となるため握力は減ずる。

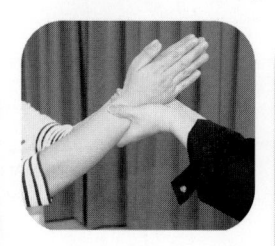

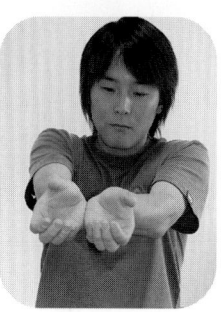

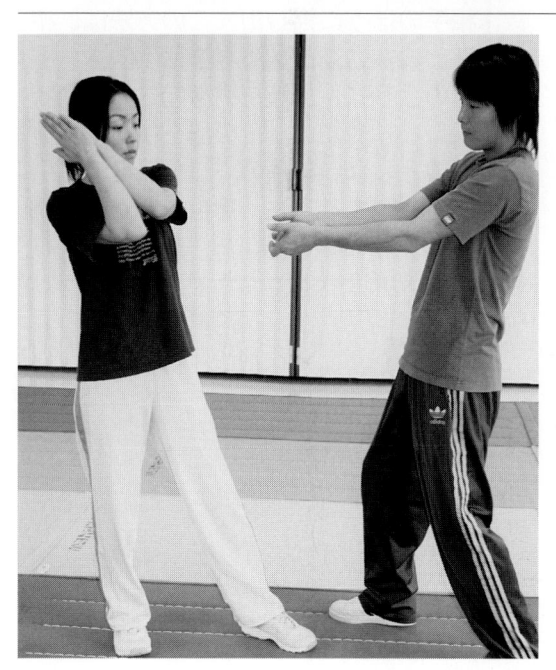

手順4

そのまま素早く両手を自分のほうに引き抜く。

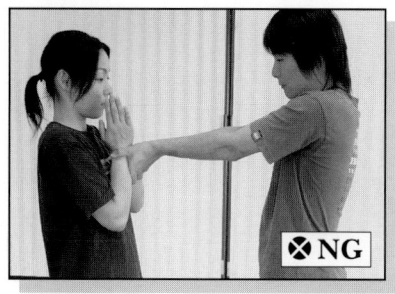

⊗NG

⊗NG

勢いよく引き抜かなければダメ！
ゆっくりだと、写真のように相手の手が離れない。

● 相手のほうに押して離脱する方法

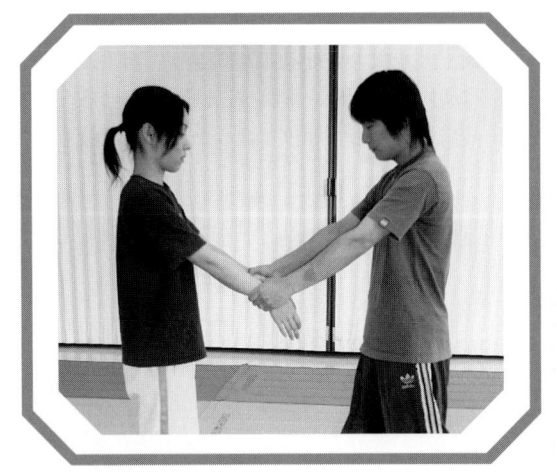

【両手をつかまれた場合・その2】

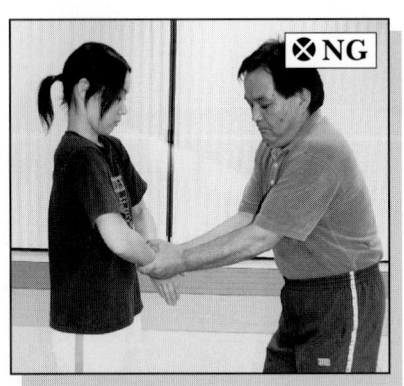

⊗NG

相手のほうに押し出すこの方法は、相手との体力差がある場合は不向き。写真のように、上肢を引き起こせない状況になりやすい。その場合は、労力を必要としない前項の「自分のほうに引いて離脱する方法」を選択したほうがよい。

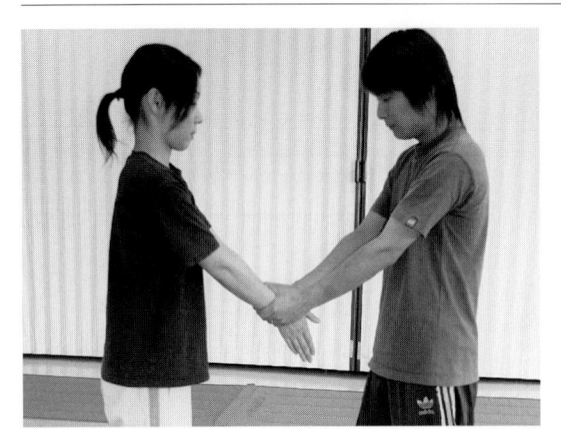

手順1

両手を合わせる。

手順2

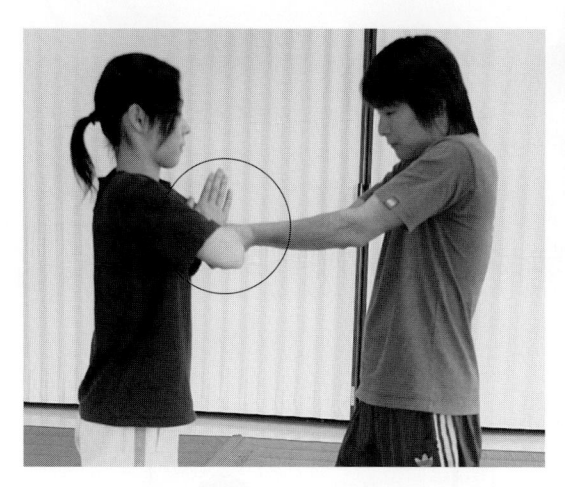

胸の高さにまで腕を引き上げ、肘を開く。

←この肢位まで引き上げるのに筋力を要するが、もしここまで引き上げられたならば、相手の上肢に捻転運動が十分に起こり、握る力が大幅に弱まる。

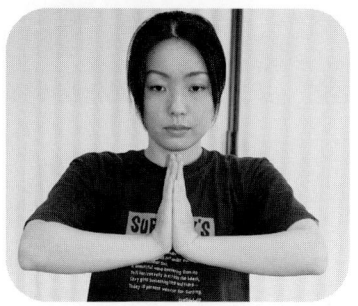

↑相手の上肢を引き上げるためには、上肢帯だけでなく大胸筋などの強い筋力も必要である。

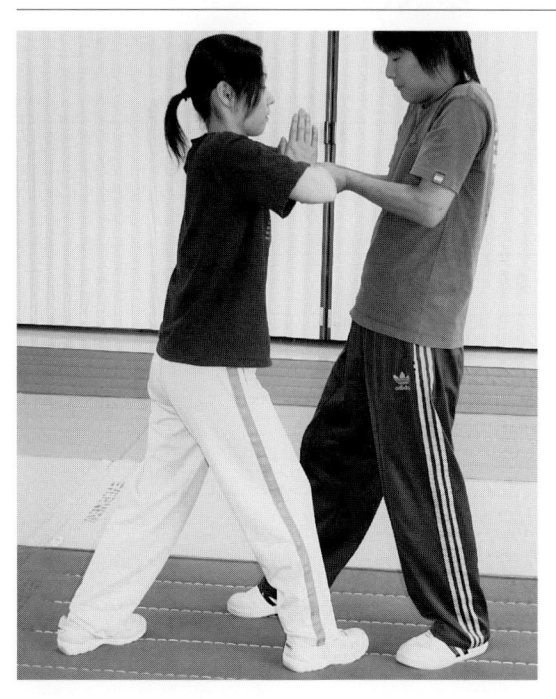

手順3

片足を一歩前に踏み込む。

手順4

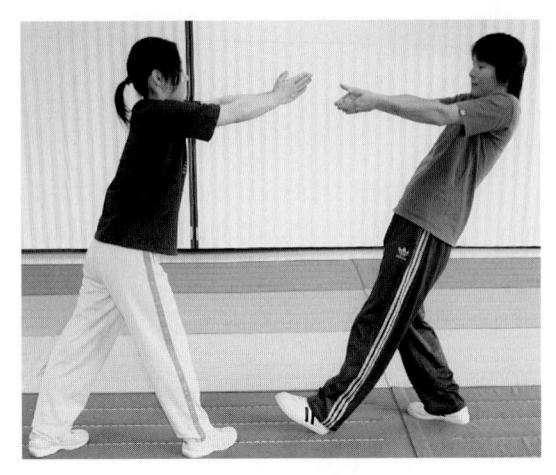

両手を相手の顔のほうへ押し出し離脱する。

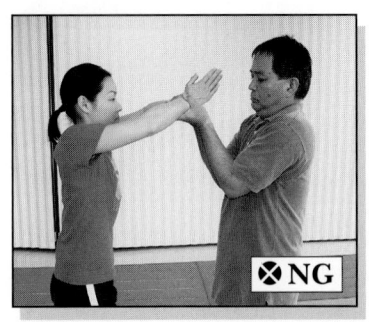

⊗NG
ゆっくりだと、相手の手が離れない。
勢いよく押し出すこと。

手　技	特　徴
引いて離脱 ➡p.111	・やりやすい。 ・力がなくても可能。 ・ただし素早さが必要。
押して離脱 ➡p.114	・一連の動作ができれば効果は高い。 ・ただし力とコツが必要で、難易度が高い。

Case 4　髪や耳をつかまれた場合

●相手の手の甲を、指の関節で押して離脱する方法

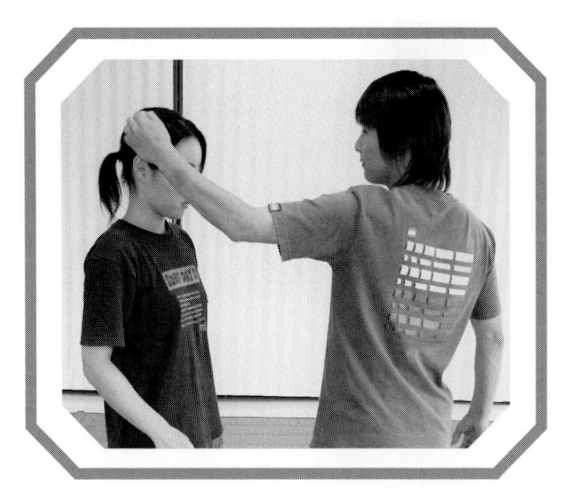

【前方から左手で髪をつかまれた場合・その1】

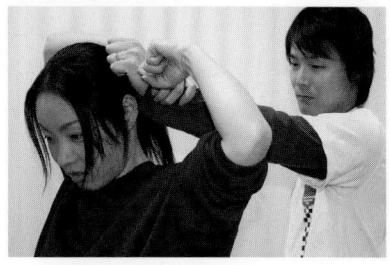

↑うしろからつかまれても同様の方法で対応可能。力の弱い女性には、他のどの部分をつかまれた場面でも有効な方法だ。

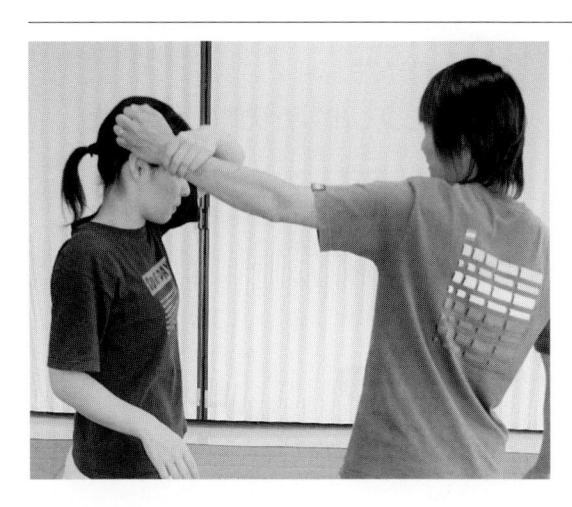

手順1

つかまれた側と反対側の手で相手の手首を押さえる。

←相手の手を動かないようにするとともに、相手の手の位置を確認するためにも必要。

!POINT
つかまれた側と反対側の手でつかむこと。左側をつかまれたら自分の右手で相手の手首をつかむ。

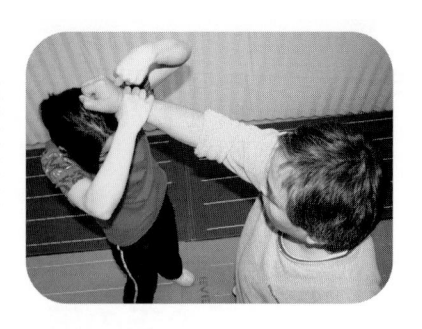

手順2

つかまれた側の手の中指の第2関節を少し出した状態で拳をつくり、相手の手の甲を強く押す。

←相手は、髪などをつかんでいることができなくなる。

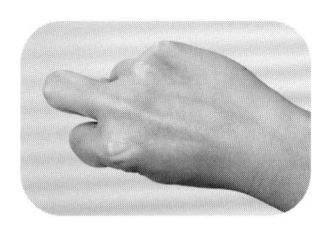

!POINT
中指を少し出した状態にする。

手背部は手のひらと異なり、筋腱によるクッションが少なく、知覚神経が表在している。押された中手骨が、その知覚神経を圧迫するので、反射的に手を引っ込めることになる。

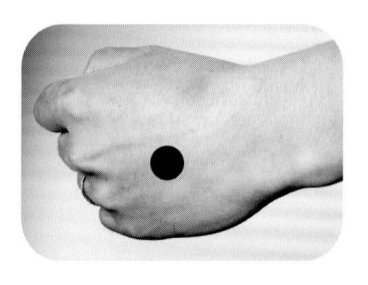

● 相手の指1本を、手の甲へ押し返して離脱する方法

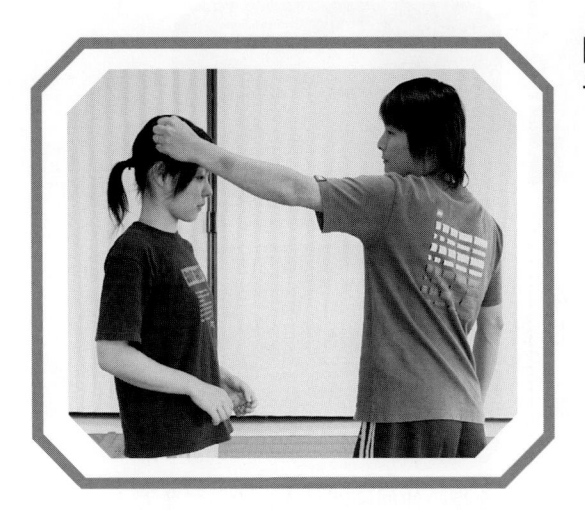

【前方から左手で髪をつかまれた場合・その2】

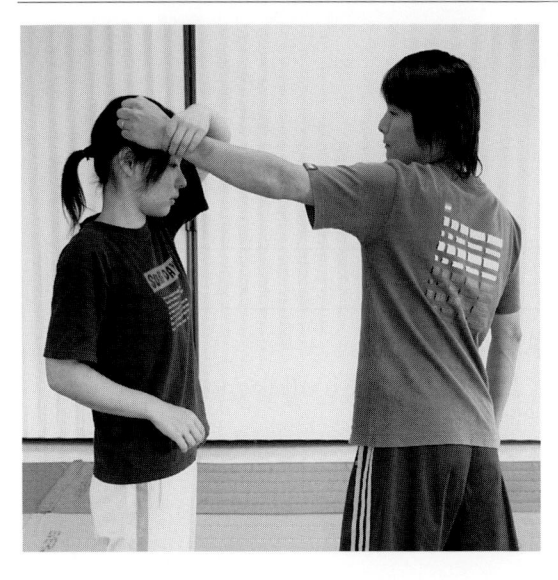

手順 1

相手の手首を押さえる。

←前項と同じく、つかまれた側と反対側の手で押さえること。

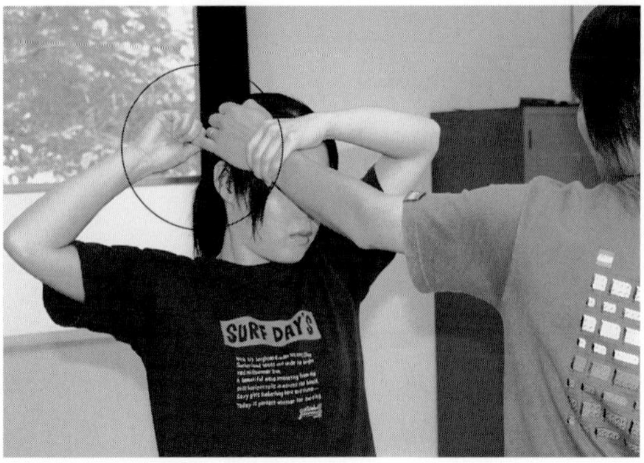

手順2

どの指でもかまわないので、相手の指を1本だけつかみ、手の甲側へ曲げる。

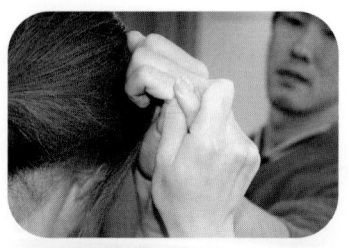

a

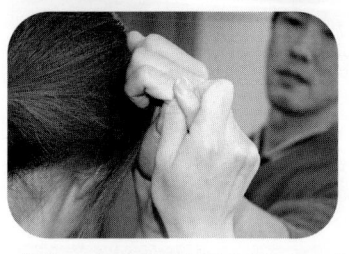

b

↑指の伸展範囲は人によってまちまちである。「痛い」と訴えがあったり、離脱できた時点で力をゆるめる。

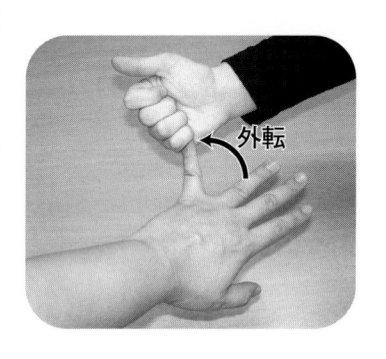

!POINT
a…小指をつかむことができれば、小さな力で効果的に離脱することができる（しかし、つかみにくい）。
b…つかみやすいのは親指だが、手の甲側に押し返すには、ある程度の力が必要である。

!POINT
指をつかむだけでなく、伸展させて外転方向（指を開く方向）に力を加えると、より効果がある（右の写真参照）。10秒くらいで、多くは耐えきれなくなるだろう（もちろん急激に過外転させることも可能だが、怪我をさせてしまうことになるので注意が必要）。

外転

手技	特徴
手の甲を押す ⇒p.117	・手技が簡単。 ・人によっては、痛がらない場合がある。
指1本をつかむ ⇒p.119	・指を持ちにくい（特に小指）。 ・ある程度の力が必要。

Case 5　うしろから髪や襟をつかまれた場合

● 手を上げ、勢いよく体を回して離脱する方法

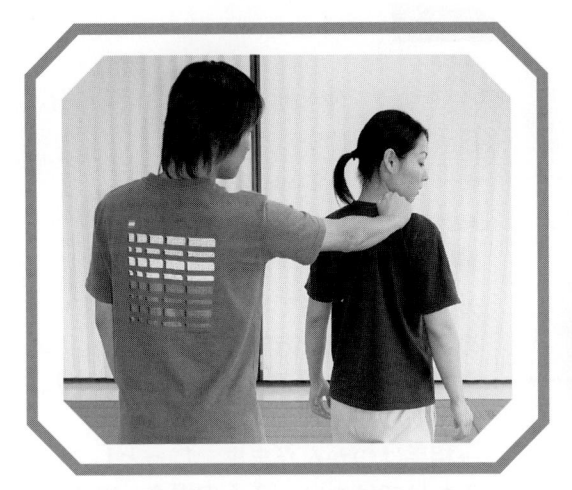

【うしろから右手で襟をつかまれた場合】

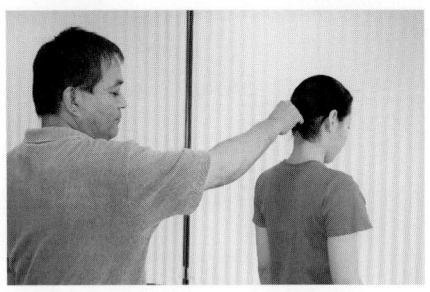

↑服の襟や毛髪は固定性がよいので、大きな力で素早く払わないと離脱できない。

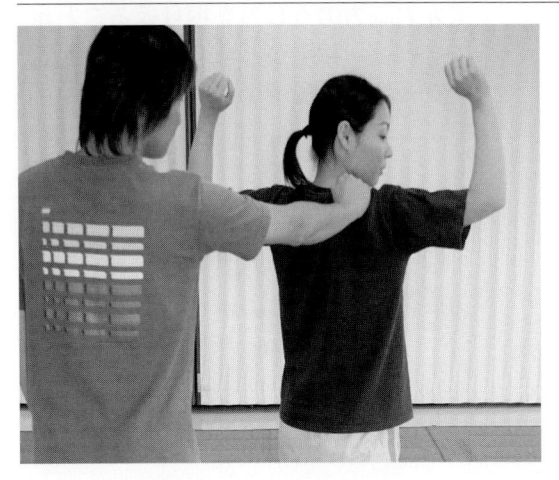

手順1

両肘を90度に曲げ、肩の高さまで上げる。

⊗ NG

片手のみだと回転が鈍く、効果が弱い。
→大きな力を出すためには体全体を回す必要があるが、片手だと上体がねじれるだけになりやすい。また、姿勢が傾かないようにバランスをとりながら回るためには、両手をあげることが必要。

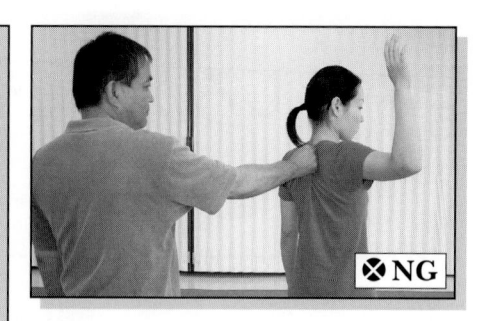

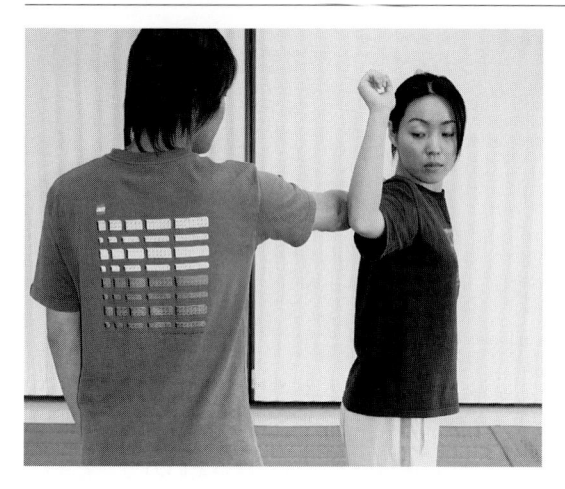

手順 2

勢いをつけて体を回しながら、相手の肘に自分の肘を外側から当てる。

❗POINT

外側から肘を当てないと効果がないため、つかまれた方向から回転する。つまり相手が右手でつかんだら右回り、左手でつかんだら左回りとなる。
→相手はつかんだまま、じっとしているわけではない。多くの場合、前後に揺さぶられたり、左右に振られたりすることが想定される。その力を利用して左右両方のうしろを振り返ることができれば、相手がどちらの手でつかんでいるか確認できる。

⊗ NG

相手の肘の内側を叩いても効果なし。抱きかかえられる危険性もある。

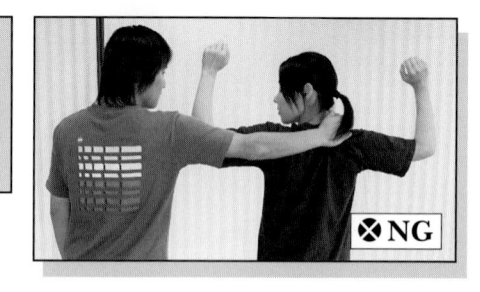

手順3

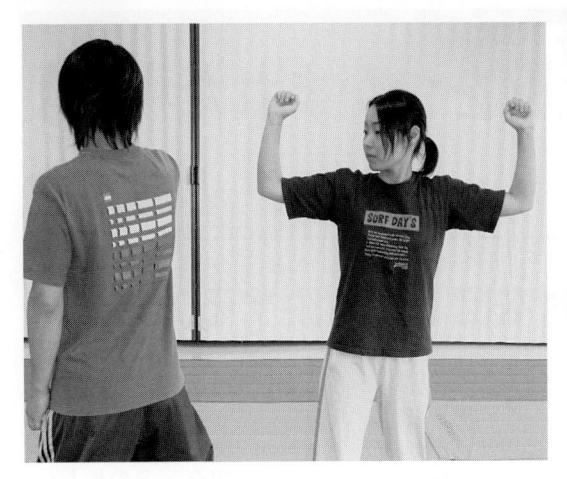

そのまま体を回し続ける。
相手は腕が伸ばされ、つかんでいることができなくなる。

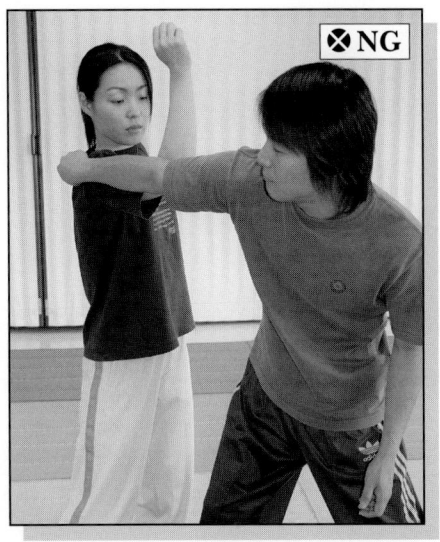

⊗NG
勢いよく体を回さないと相手の手が離れない。

V ブレイクアウェイ　　　Case 5…うしろから髪や襟をつかまれた場合

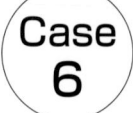

Case 6 前から襟や上腕をつかまれた場合

● 相手の手首と肘を回して離脱する方法

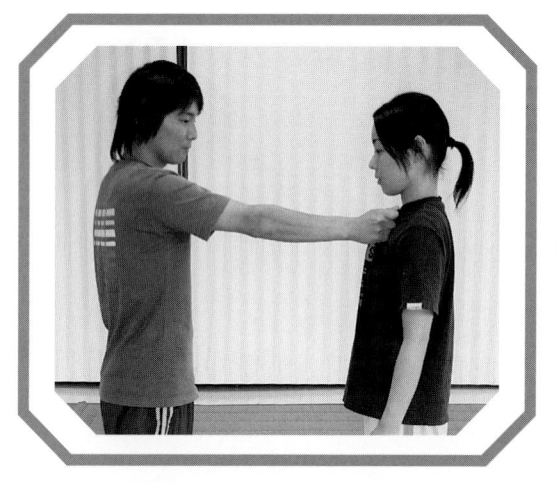

【右手で襟をつかまれた場合・その1】

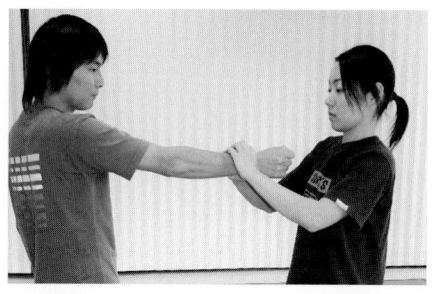

↑襟をつかまれる前に相手の手首をつかめれば、より効果的。

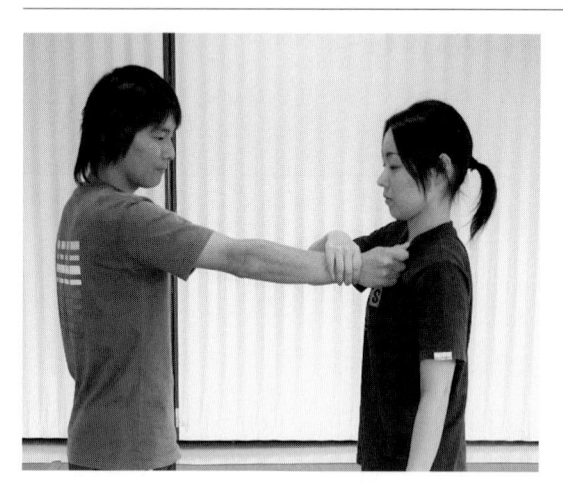

手順1

襟をつかんでいる相手の右手首を、上のほうから右手でつかむ。

> **⊗ NG**
> 相手の手首を横からつかむと、腕を十分にまわせない。

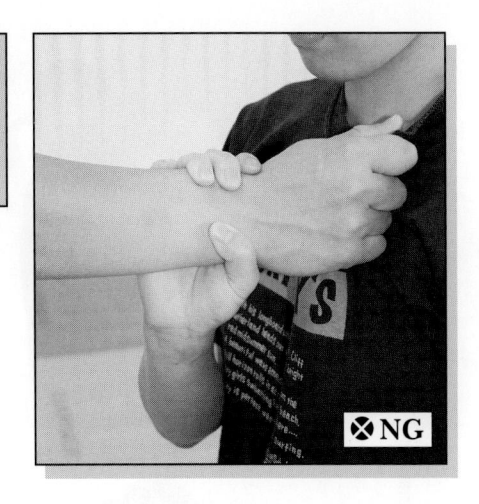

手順2

左手で相手の肘を下からつかみ、押し上げて相手の肘関節を伸展させる。

> **❗POINT**
> 相手の手首と肘をしっかりとつかむこと。

> **⊗ NG**
> 相手の肘を横からつかむと、相手の腕を十分に回内させることができない。そのうえスタッフ側の前腕のほうが回内することになり、より不利な肢位に陥ってしまう。

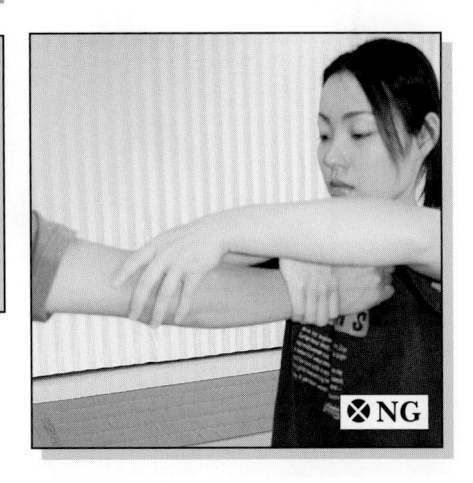

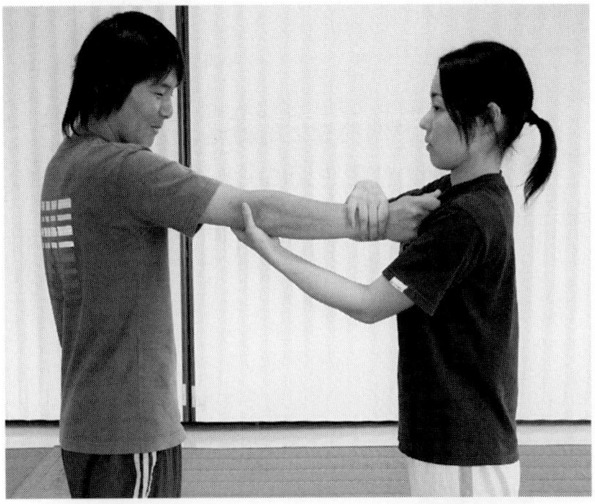

手順 3

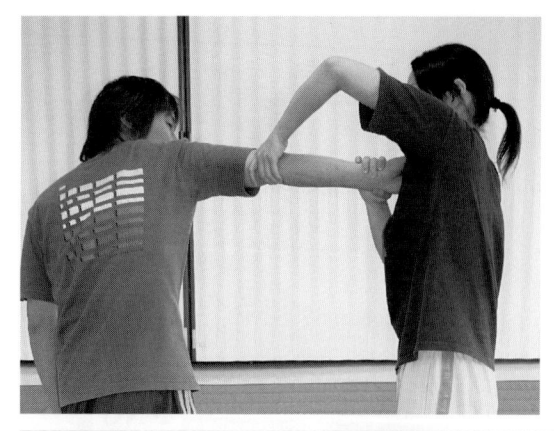

相手の肘関節を伸展させたまま、右手と左手を同時に回し、相手の腕を内旋させる。

← 「前腕の回内」と「肩関節の内旋」を同時におこなっているため、筋力がない人でも素早く効果的に離脱できる。

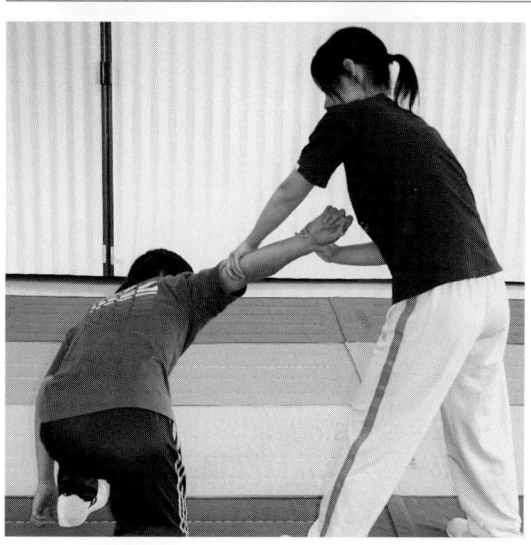

手順 4

前腕回内、肩関節内旋を最大可動域でおこさせ、相手のつかむ力を失わせると同時に体勢を崩す。

←肩関節の関節覚に防御反射が現れるため、肩関節の位置を元に戻そうと、体は自然に前傾してくる。

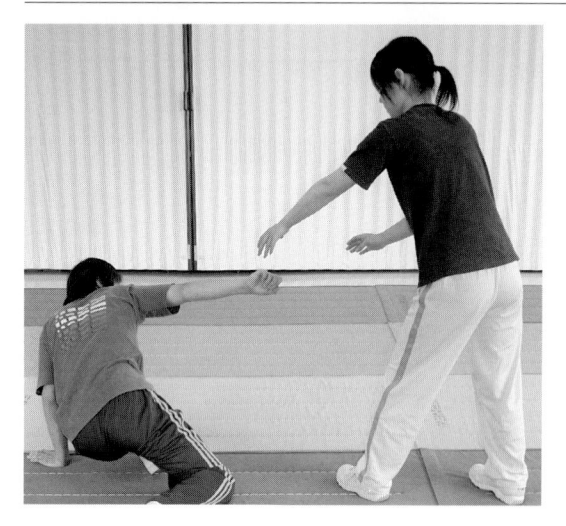

手順 5

そのまま前方へ押し出して離脱する。
離脱できれば、無理に押し出す必要はない。

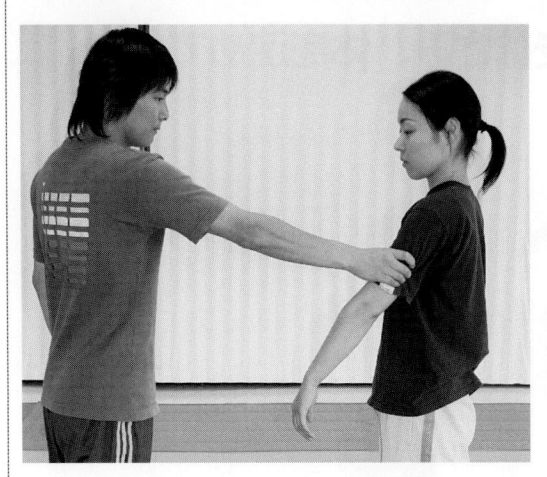

【上腕をつかまれた場合でも、この技法で対応可能】

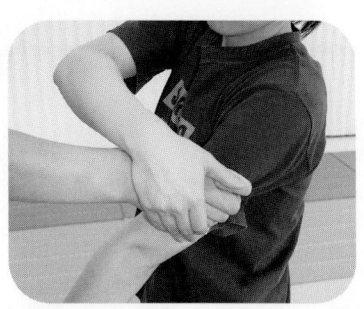

❶POINT
手首がつかめない場合は、手の甲を押さえる。

脇で相手の腕をはさみ、体を沈めて離脱する方法

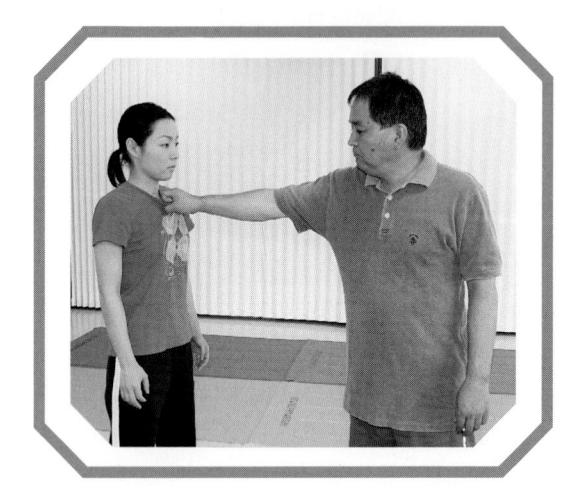

【右手で襟をつかまれた場合・その2】

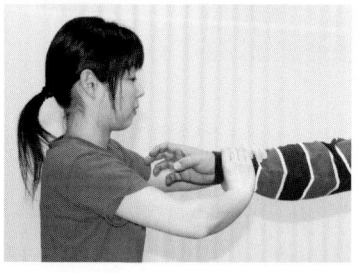

↑襟をつかまれる前に相手の手首をつかめれば、より効果的。

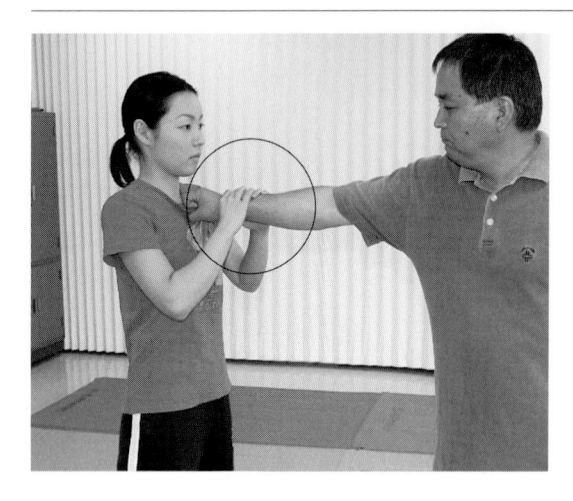

手順1

両手で相手の手首をつかむ。

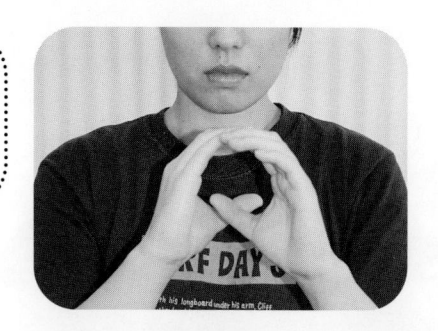

> **❗POINT**
> 写真の角度で手首をつかむ（脇を締める）。

> **❌NG**
> 脇が上がっていると、相手の手首を回すのはむずかしい。

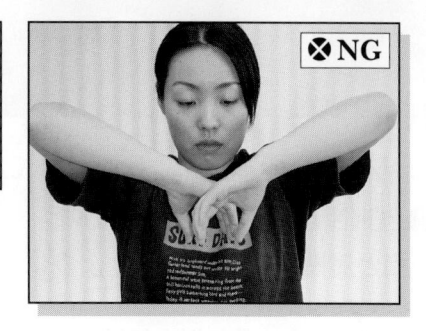

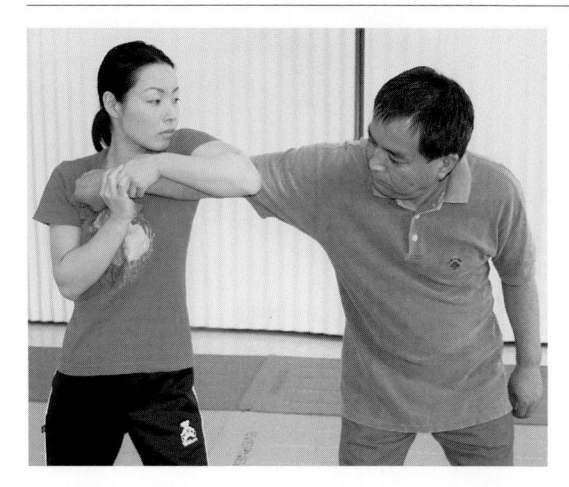

手順2

つかんだままの手首を最大可動域まで回し（前腕回内、肩関節内旋）、相手のつかむ力を弱めるのと同時に体勢を崩す。

手順3

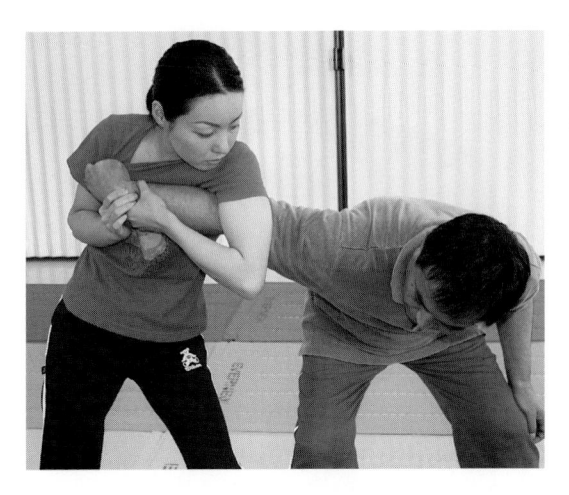

脇で相手の肘をしっかりとはさみ固定する。このとき、相手の小指と肘関節が天井を向くようにする。

> **❗POINT**
> 小指と肘関節が天井を向くようにする。
> それ以下でも、それ以上に回しすぎても、効果はない。

> **✖NG**
> きちんと相手の肘関節をはさみ込んだつもりでも、回しすぎて、相手の「小指」ではなく「手のひら」が天井を向いていると、肘を屈曲させる方向が抑えられていないため、相手が離脱しやすくなってしまう。

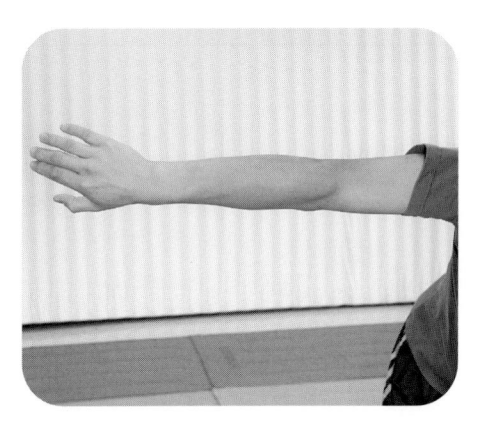

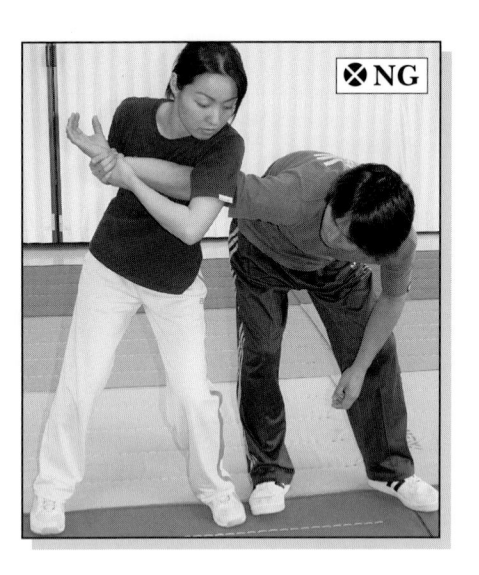

✖NG

手順4

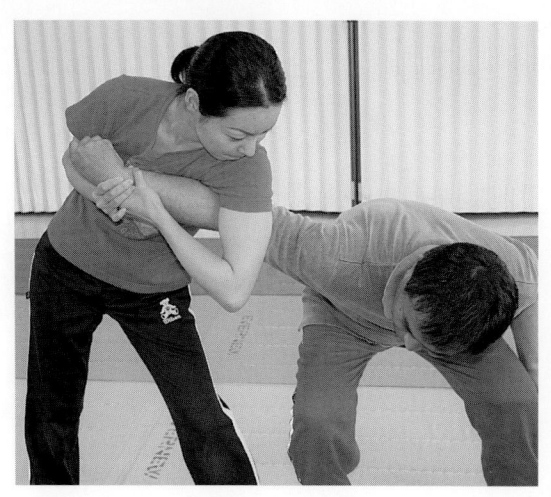

つかまえた手首が自分の肘より下がらないように固定し、相手の肘を下方に押しつけながら、自分の膝を曲げて体を沈める。

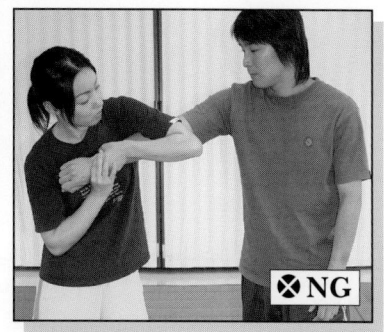

⊗ NG

相手の肘より自分の手首のほうが下がると効果なし。
弱い力でも効果的なため、力を入れすぎると必要以上の痛みが加わり、骨折の危険性もあるため注意する。

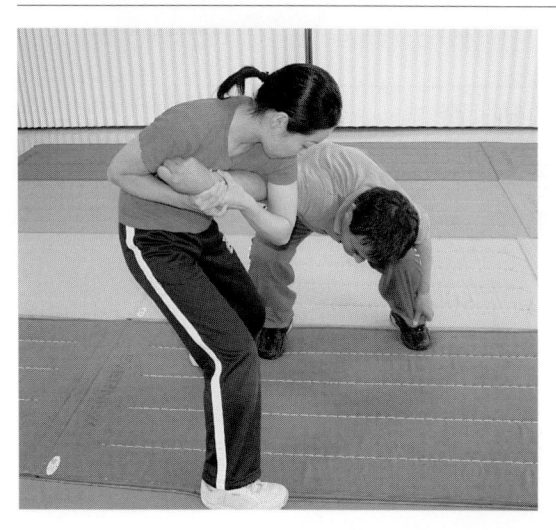

手順5

手順4までで離脱できなければ、右足を相手の頭の前方に出し、さらに自分の体を沈める。こうすると、相手の握力をより減じることができ、離脱しやすくなる。

❗POINT
常に相手の動きを見るようにする。

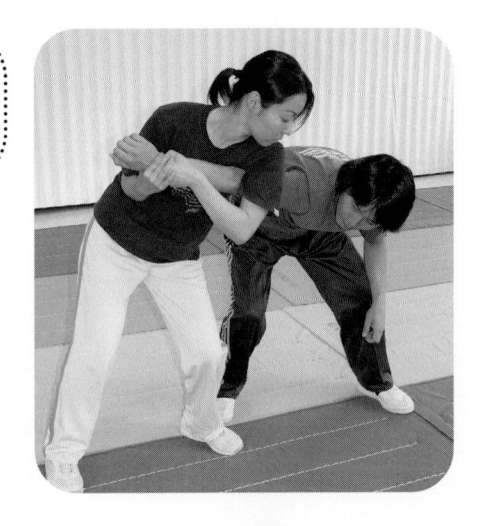

⊗NG
写真のように相手に背を向けていると攻撃される危険性がある。

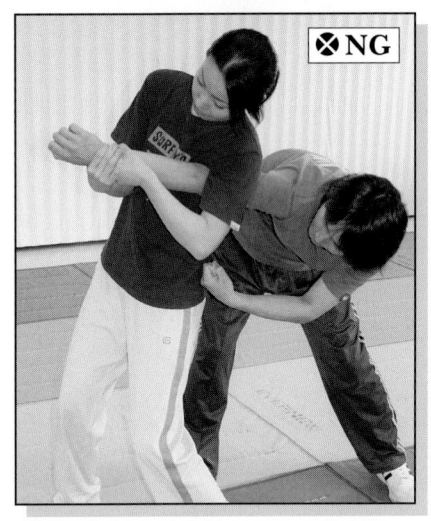

手　技	特　徴
手首と肘を回して離脱　◯p.124	・それほどむずかしくはないが、それなりの力は必要。
脇で腕をはさんで離脱　◯p.128	・力が弱くてもできるが、技術の習得が必要。 ・身長差があるとむずかしい。

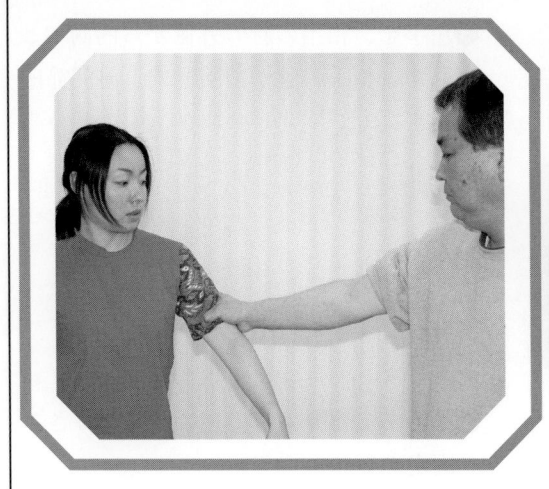

【上腕をつかまれた場合でも、この技法で対応可能】

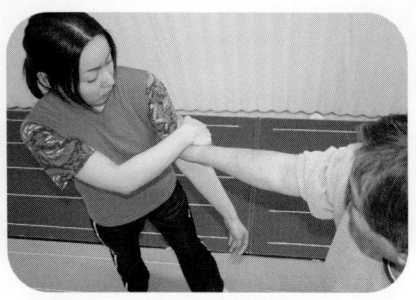

> **!POINT**
> 手首がつかめない場合は、手の甲を押さえる。

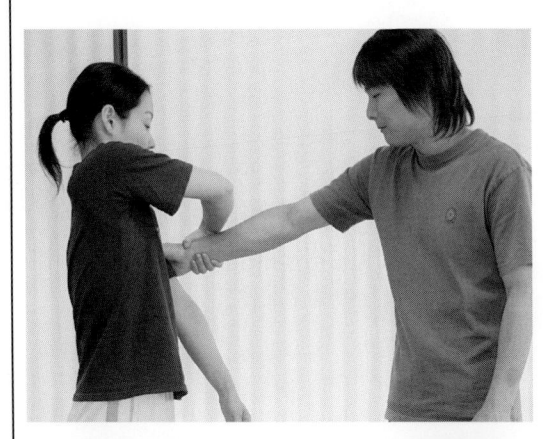

❶右手（つかまれているのと反対の手）で相手の手首をつかむ、あるいは手の甲を押さえる。

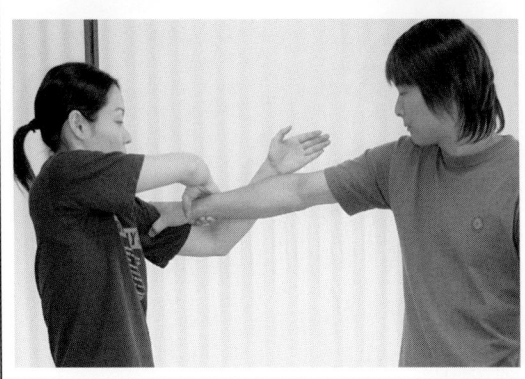

❷つかんだまま、左手（つかまれている側の手）を相手の肘のほうへ伸ばす。

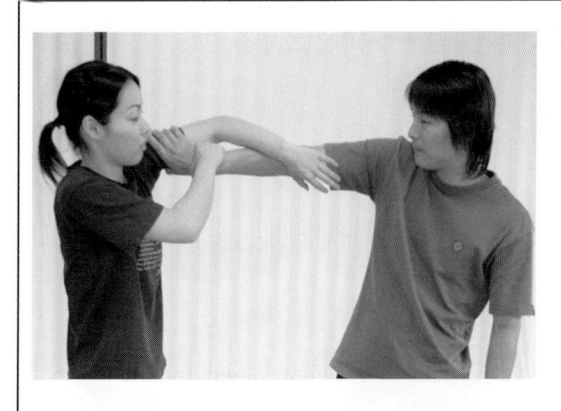

❸左手を、相手の肘の外側から内側へと回す（相手の腕が前腕回内、肩関節内旋する）。

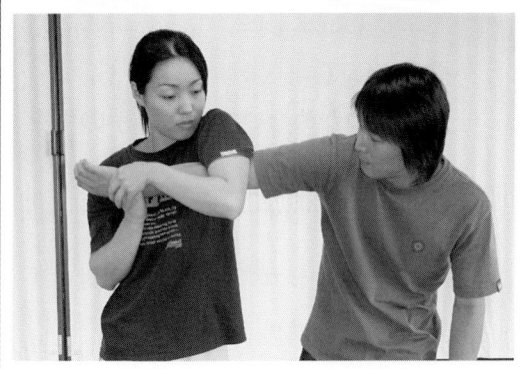

❹そのまま自分の脇で相手の肘をはさみ固定する。

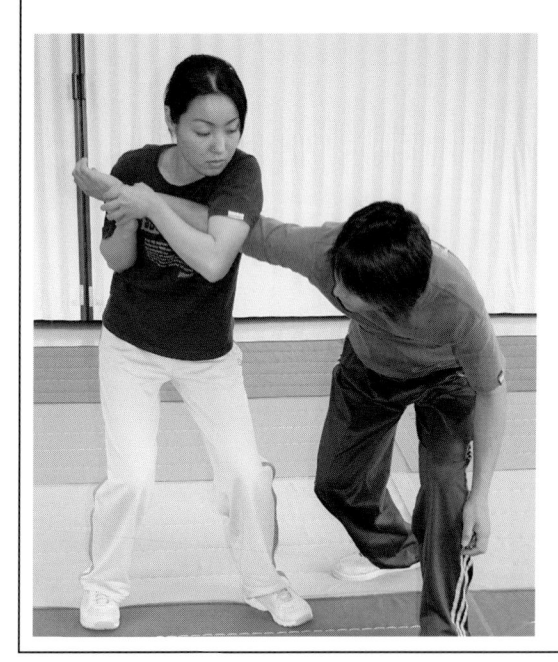

❺つかまえた手首が自分の肘より下がらないように固定し、相手の肘を支点として自分の膝を曲げて体を沈める。

Case 7　首をつかまれた場合

● 相手の両肘を、外側から拳で叩いて離脱する方法

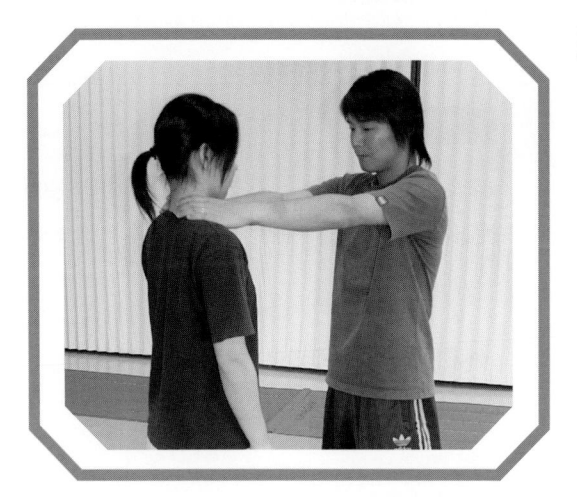

【両手で首をつかまれた場合】

← まずはこういう危険な体勢にならないことが重要。もしなってしまった場合は、短時間でも自分にダメージが加わるので、素早く離脱する必要がある。

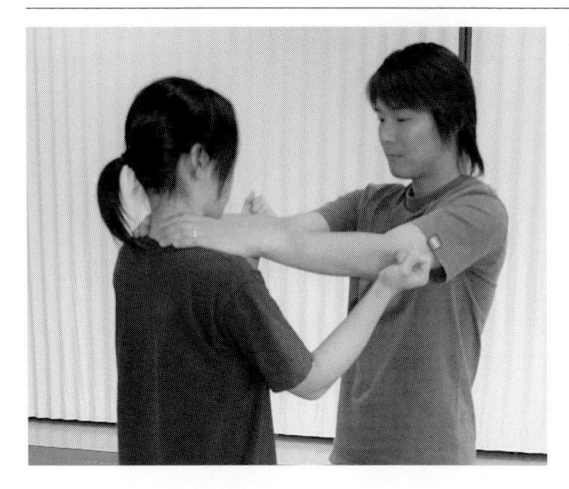

手順 1

握り拳をつくり、勢いよく相手の肘関節めがけて、外側からはさみ込むように打撃する。

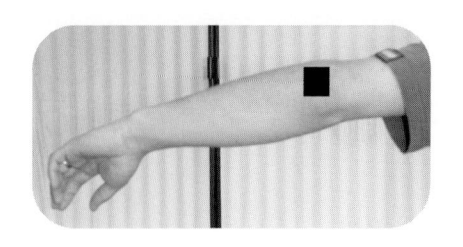

> **❗POINT**
> ■の部分を外側から叩く。
> 尺骨神経が表在しているところなので、効果的。

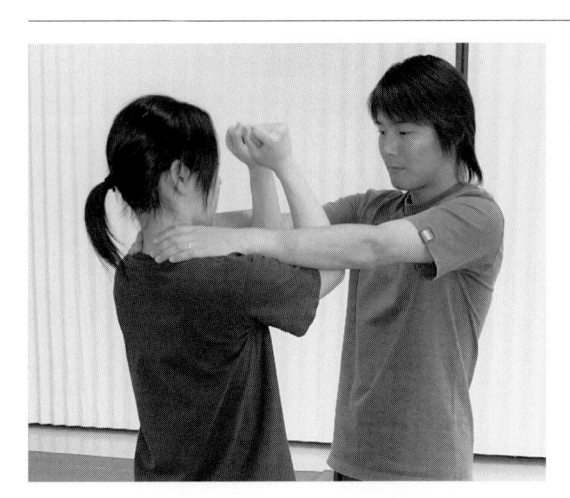

手順 2

相手が力を弱めたと同時に、自分の肘を90度に曲げて相手の前腕の内側に入り込ませる。

←素早く懐に入ること。

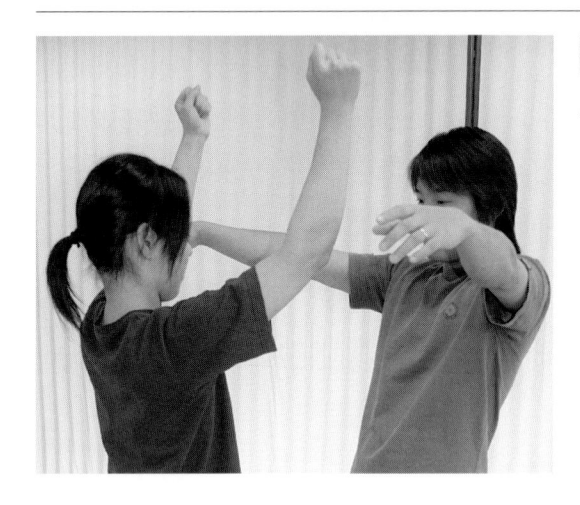

手順 3

すぐに両手を左右に大きく勢いをつけて開き、離脱する。

相手の前腕部、手関節にやや近いところ（自分の首元）で開くほうがより大きな力が出る（相手の上腕部から開こうとすると、筋力が必要になる）。

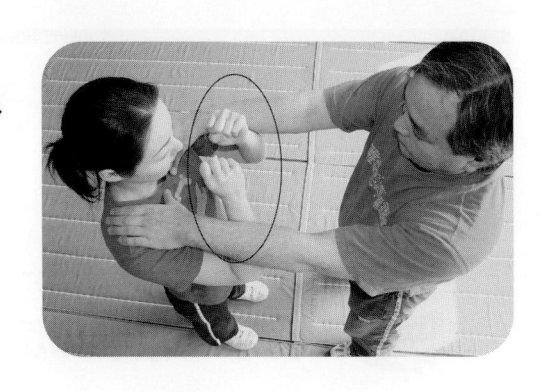

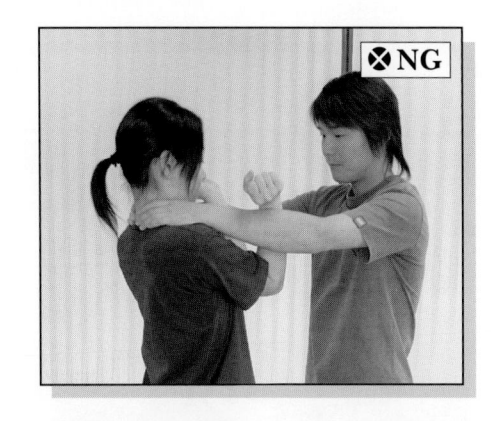

⊗NG
素早く、勢いよくおこなわないと効果なし。肘を叩いて、力がゆるんだところを素早く開くこと。

Case 8 仰向けに倒された場合

● 両手で相手の尻を持ち上げて離脱する方法

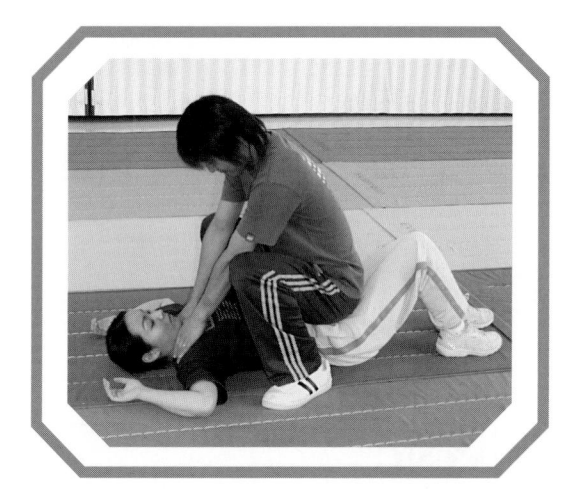

【仰向けに倒され馬乗りになられた場合】

←非常に危険な体勢。このような体勢にならないことが最重要。

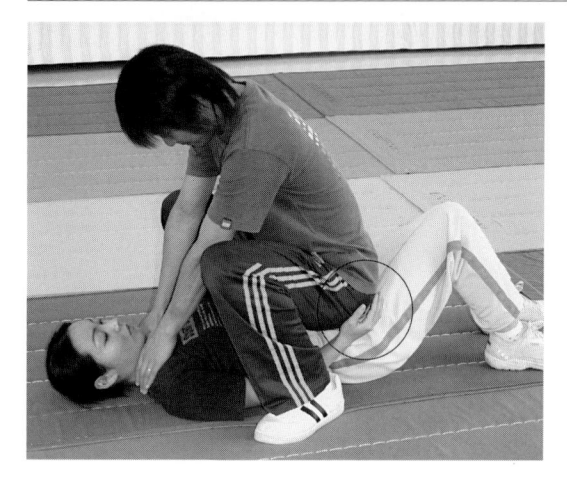

手順 1

両手の手のひらを上に向け、相手の尻の下に入れる。

手順 2

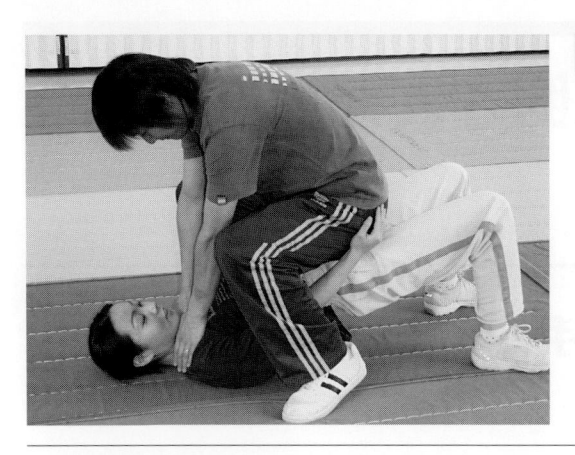

一気に自分の腰を上げる。

←頭部を支点にして体全体をテコにして相手を持ち上げる。

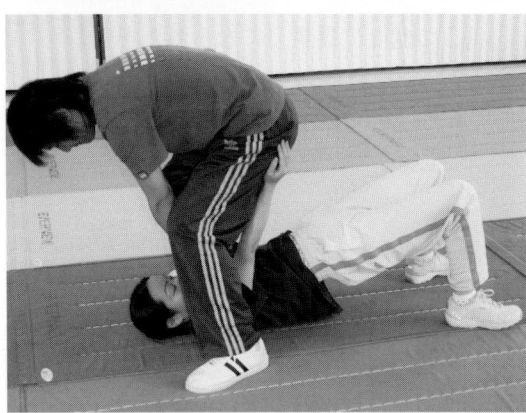

手順 3

腰を上げると同時に、両手で相手の尻を持ち上げる。

> **❗POINT**
> 自分の腰を上げるのと、相手の尻を持ち上げるのを「同時に、瞬間的に」おこなうこと。

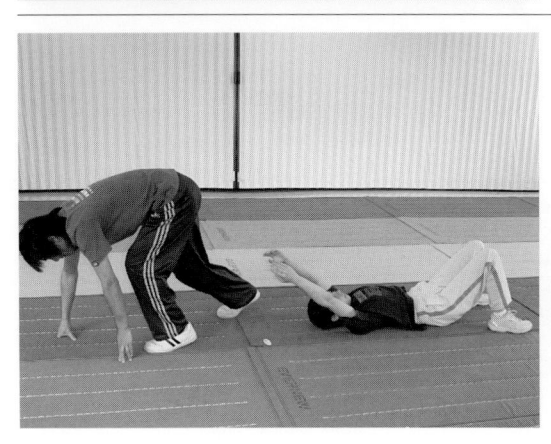

手順 4

頭の方向へ押し出す。

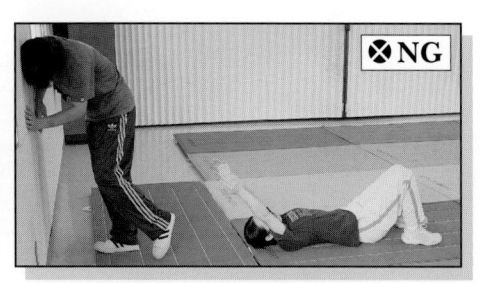

❌NG

> **❌NG**
> あまり強く押し出すと、思ったより遠くに行く。押し出した先に壁など障害物がある場合は注意する。

Case 9　うつ伏せに倒された場合

● 尻を上げ、相手の体勢を崩して離脱する方法

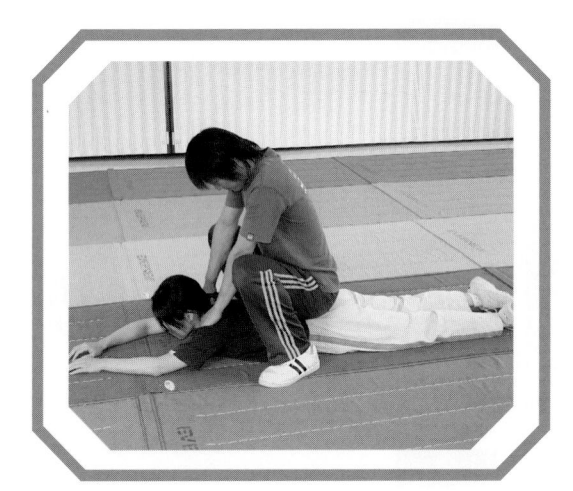

【うつ伏せで馬乗りになられた場合】

←このような危険な体勢にならないことが最重要。

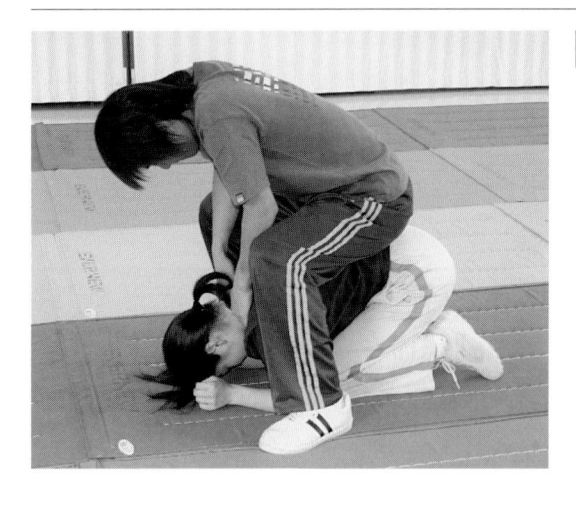

手順1

できるだけ自分の両肘と両膝を曲げる。

手順 2

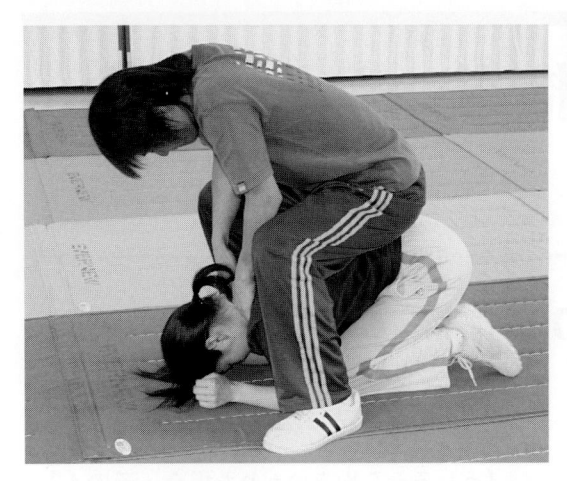

相手を腰に乗せ、相手の体を浮かせる

> **!POINT**
> 大切なのは、a のように足部に踏み返しをつくることである。b のように足底が床に着いていない状態だと力が入りにくい。

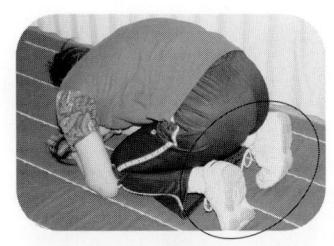

a

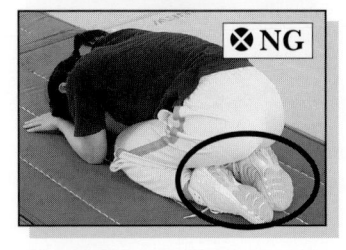

❌NG

b

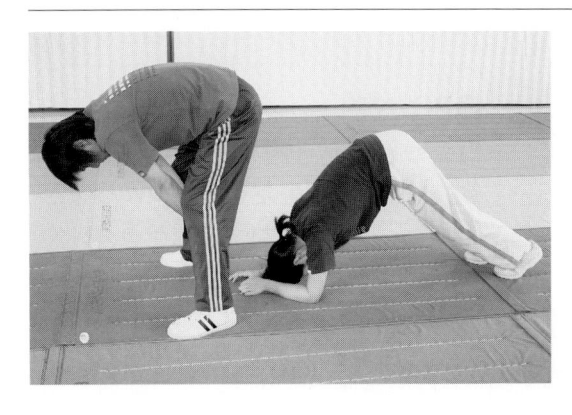

手順 3

膝を伸ばし、相手の腰をさらに浮かせて体勢を前方へ崩す。その隙に背中を丸めてうしろに下がり、離脱する。

←**上肢体幹部がテコとなって持ち上がっている**のがわかる。

Case 10 うしろから抱きつかれた場合

● 両腕を上げながら、体を沈めて離脱する方法

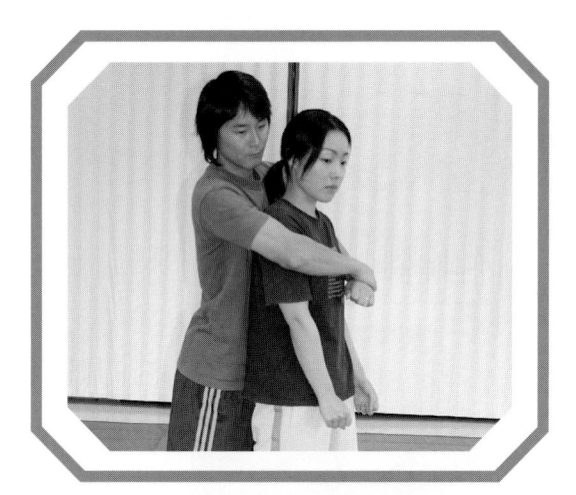

【うしろから抱きつかれた場合・その1】

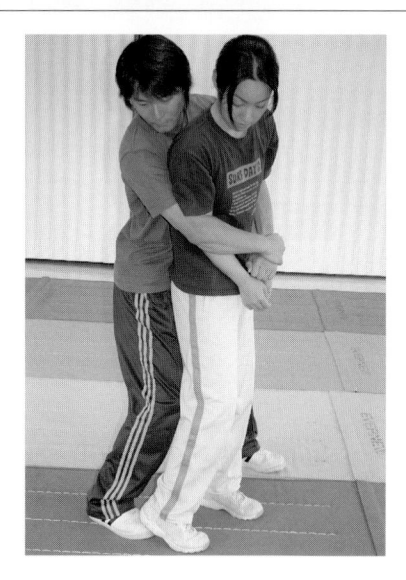

手順1

相手の足のつま先を自分の踵（かかと）で思い切り踏みつけ、注意をそらせる。

> **❶POINT**
> 抱きつかれたら相手の力のほうが勝る。したがって、足を踏みつけるなどで相手の注意をそらす必要がある。

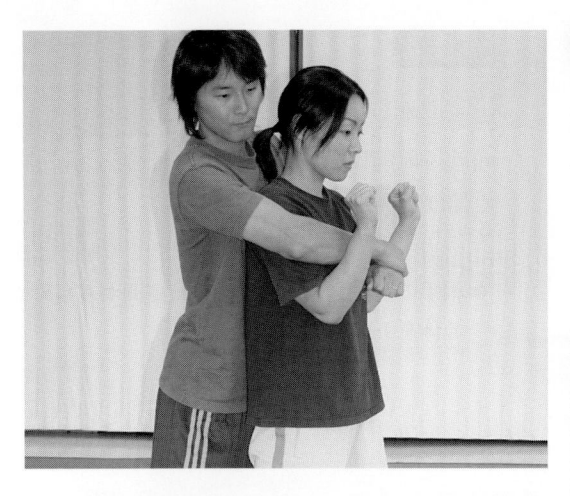

手順 2

上体を前に倒さず背筋を伸ばしたまま、素早く肘を曲げる。このとき、左の写真のように手の甲が自分のほうに向くようにする。

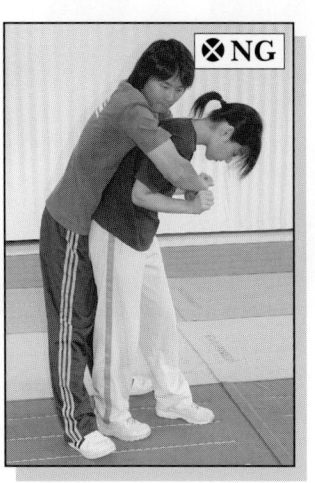

⊗NG
背中を伸ばしたままでないと、相手の体が自分の体に乗ってしまい、離脱できない。
背中を伸ばすと、相手はのしかかることができない。

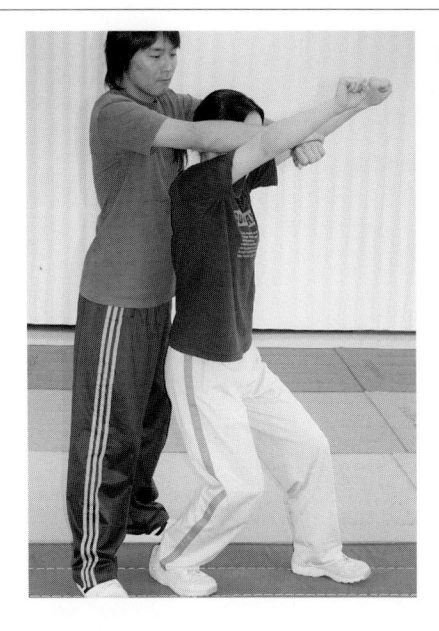

手順 3

片膝（左膝）を曲げながら、同時に他方の足（右足）をうしろに引く。

←抱きついている相手の上肢は水平方向には安定しているが、垂直方向には弱い。それを利用して離脱する。
　足を前後に引くと、逃げやすくなる。

手順 4

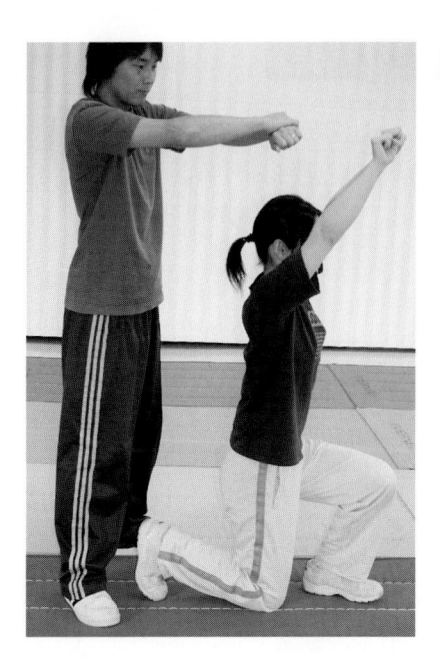

両手は拳をつくったままで手の甲を天井に向け、前腕に力を入れ、前方目の高さに強く伸ばし離脱する。

←相手の腕を上に上げ、できた隙間から自分の体を下に抜くようにする。

肘を抱え上げるようにして離脱する方法

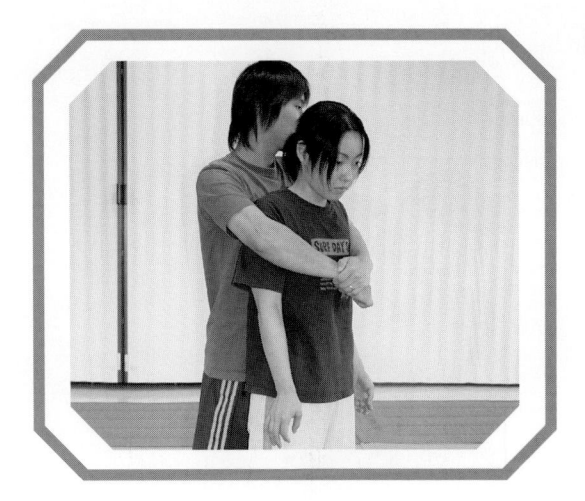

【うしろから抱きつかれた場合・その２】

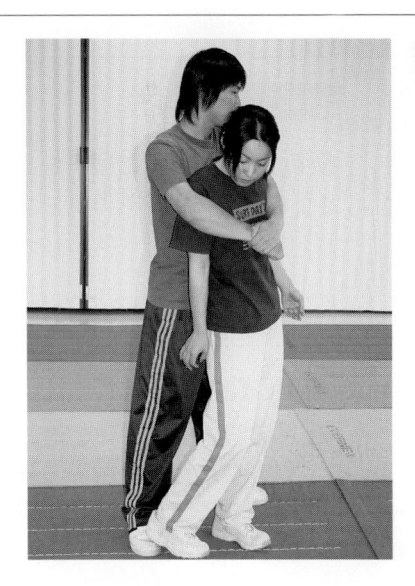

手順 1

相手の足のつま先を自分の踵で思い切り踏みつけ、注意をそらす。

手順 2

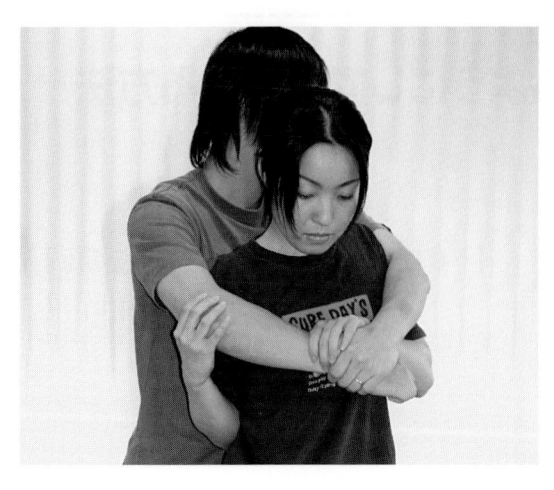

左手で相手の手首を上からつかみ、右手は相手の肘を下からつかむ（左右逆でもよい）。

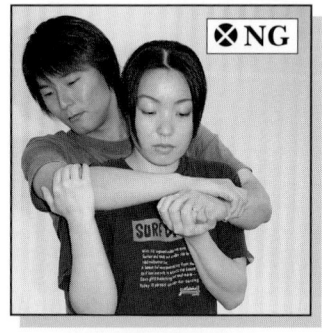

❌ NG

相手の肘と手首を同時に上げてしまうと、相手の腕が自分の首にかかる危険性がある。

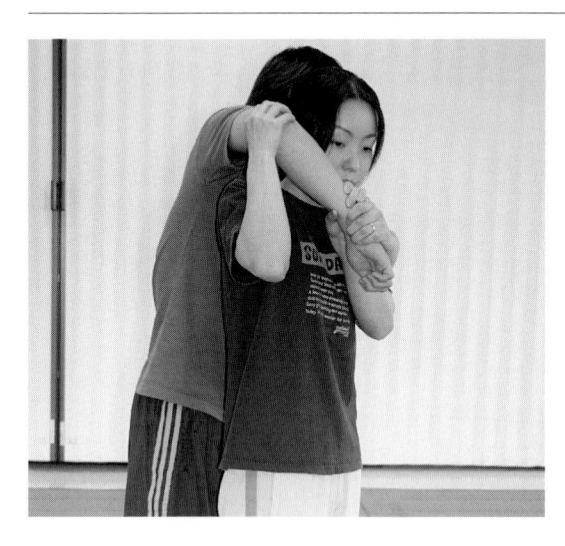

手順 3

右手で相手の肘を上げ、左手は手首を下げるようにして、相手の腕と自分の体のあいだに隙間をつくる。

❗POINT

相手の腕と自分の体のあいだに隙間をつくるのが目的。相手の腕を自分の頭より上まで上げる必要はない。

手順 4

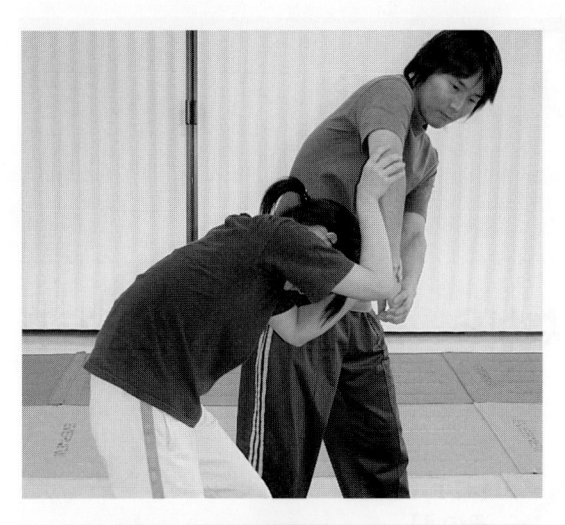

両手を保持したまま、手順3でできた隙間から、自分の体をひねりながら沈め、相手の腕から抜けるようにする。

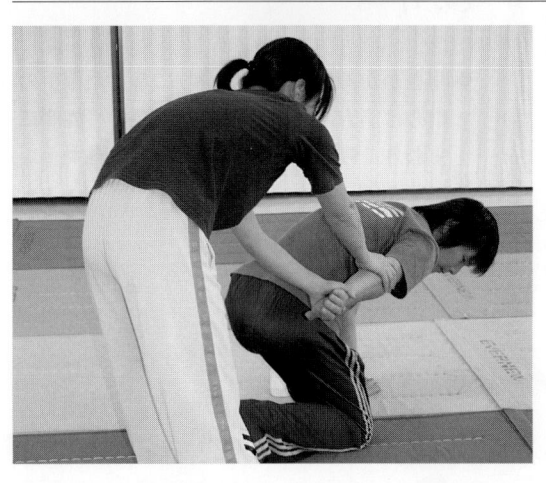

手順 5

相手の後方へまわり、相手の肘を下へ押さえ離脱する。

手　技	特　徴
体を沈めて離脱 　　　　　➡p.142	・手技が簡単。 ・ただし素早くやらないと効果がなく、再び抱きかかえられる危険性もある。
肘を抱え上げて離脱　➡p.145	・相手の体勢を崩せるので、逃げるための時間をかせげる。 ・技術的にややむずかしい。

Case 11 叩きかかられた場合

● うしろに下がりながら、相手の前腕を払う方法

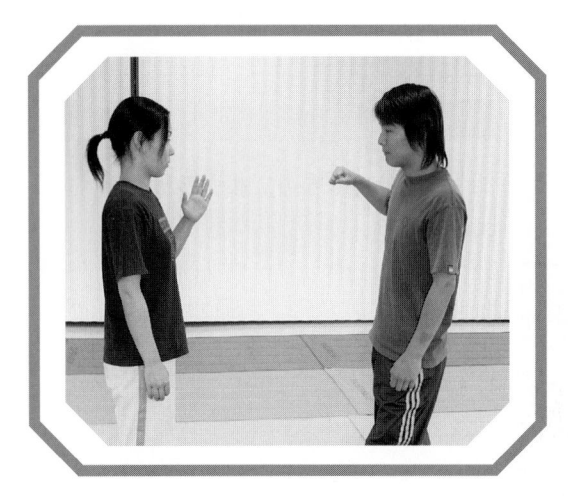

【右手で突くように叩いてきた場合・その１】

←叩きかかることで前がかりになった相手の重心は側方の動揺に弱い。そこで、外側にまわりこみ、相手の体勢を側方へ崩す。

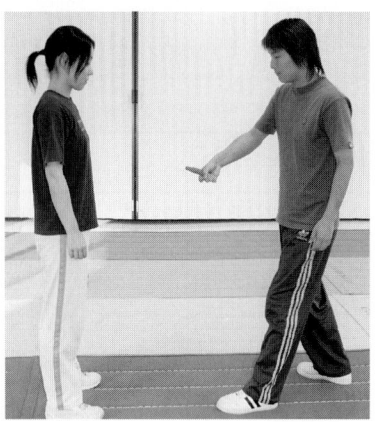

↑鉛筆や箸などで突かれた場合も同じ方法で対応する。

!POINT
外側によけ、外側の手で手刀をつくる（相手が右手で叩いてきた場合は、自分の右足を引き、左手で手刀をつくる）。

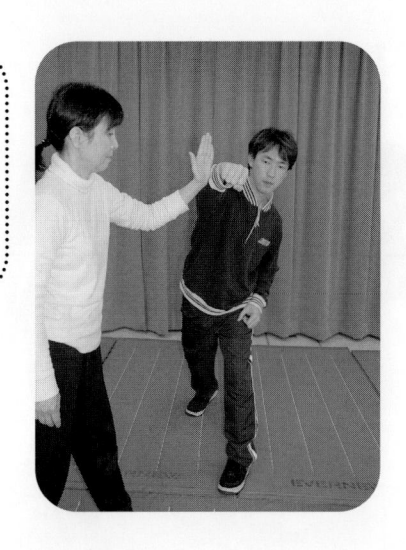

手順 1

体をひねりながら、右足を後方へ引く。

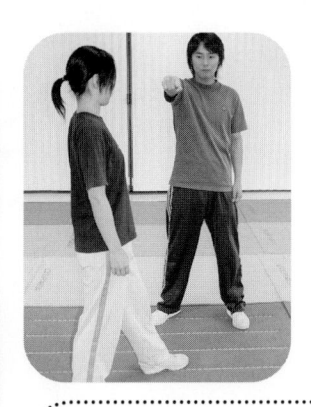

!POINT
手で払うより先に、相手の拳がくる延長上から、まずは素早く身体を外側によける。
内側によけると攻撃を受ける可能性が高くなるので注意。

手順 2

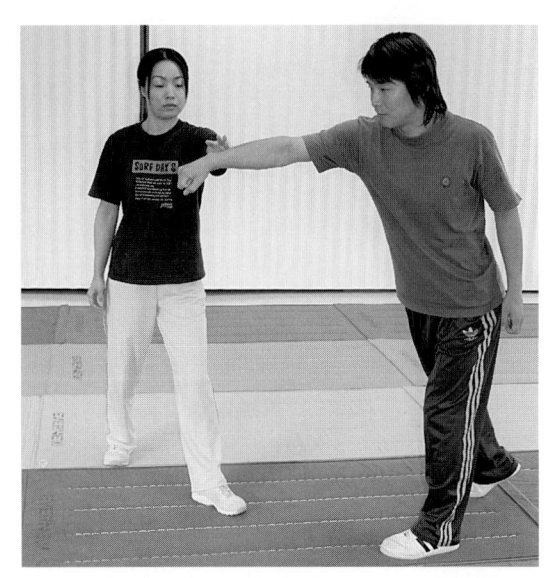

外側の手（相手が右手で叩いてきたら、左手）で手刀をつくり、前腕を外側から打ち払う。
連続して攻撃されることが予想されるため、素早く逃げる。

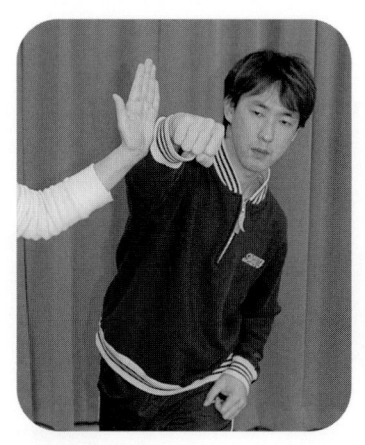

❗POINT
手刀のほうが、つかんではなすより素早く的確な方向へ払うことができる。

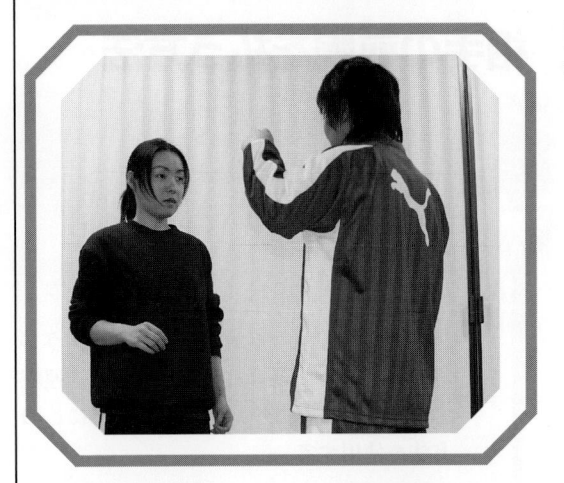

【左手で叩きかかられた場合は、左右逆になる】

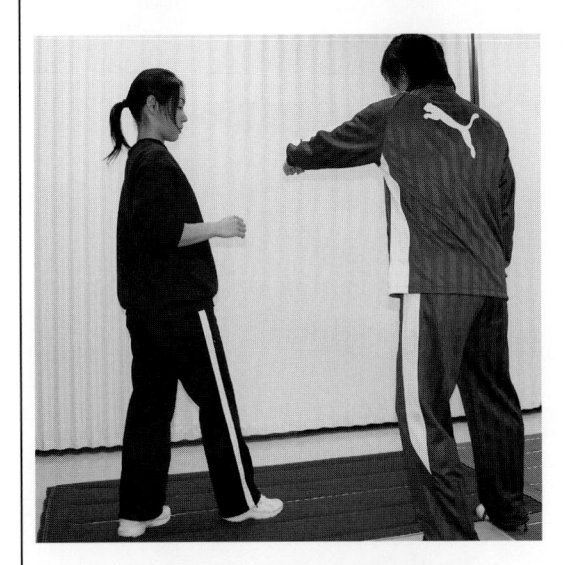

❶体をひねりながら左足を右足の後方へ引く。

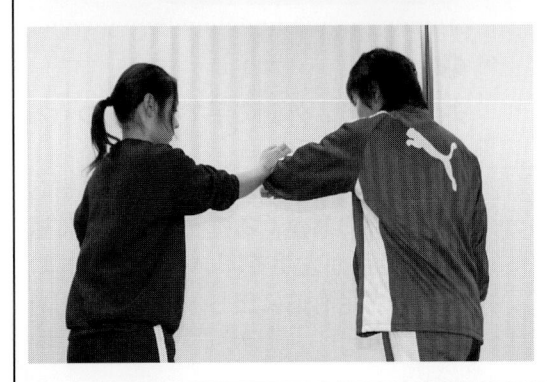

❷右手で手刀をつくり、相手の前腕の外側を払い、離脱する。

● 前に出ながら、相手の前腕を払う方法

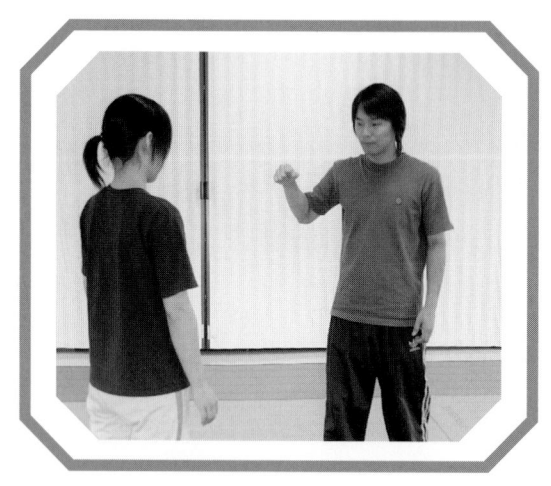

【右手で突くように叩いてきた場合・その2】

←基本的には前項の方法で対応するが、うしろに壁があって逃げられない場合や、連続する攻撃から時間をかせぎたいときにこの方法を使用する。

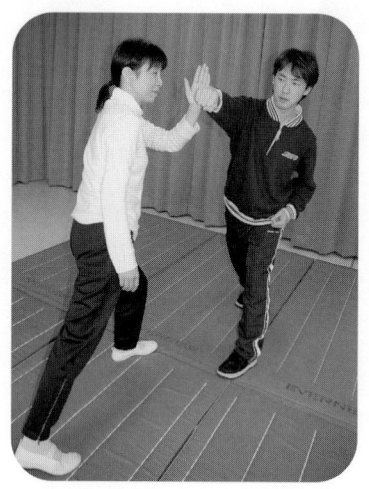

> **!POINT**
> 外側によけ、外側の手で手刀をつくる原則は同じ。
> 右足を引く代わりに左足を前に出して、相手の拳がくる延長上の外側に逃げる（相手が左手で叩いてきた場合は、自分の右足を前に出し、右手で手刀をつくる）。

手順 1

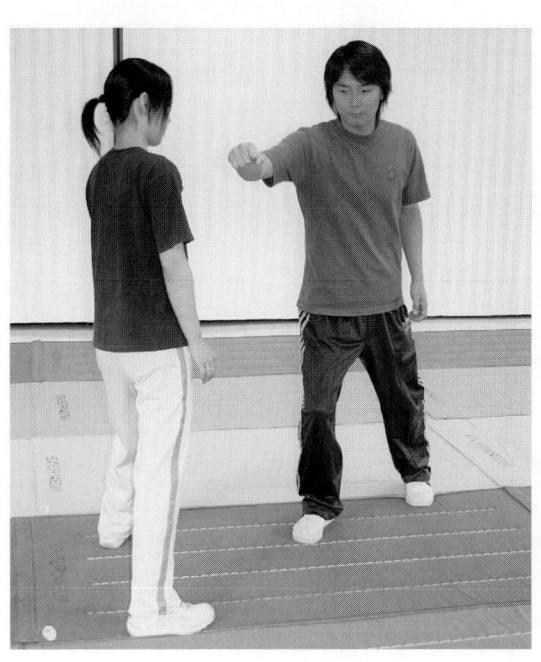

左足を相手の右足付近まで、左斜め前に一歩踏み込む。

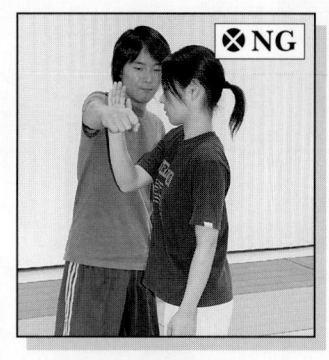

⊗ NG
このように相手の懐に入ってしまってはいけない。外側へ逃げるのが鉄則。

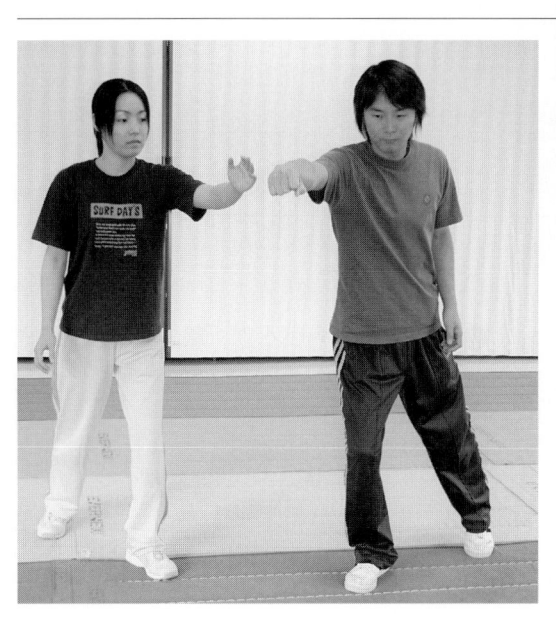

手順 2

左手で手刀をつくり、相手の前腕を払う。連続して攻撃されることが予想されるため、素早く逃げる。

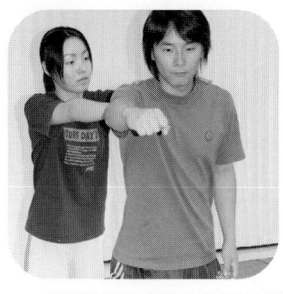

❗POINT
相手の背後にまわり込めれば、次の攻撃までに時間をかせぐことができる。

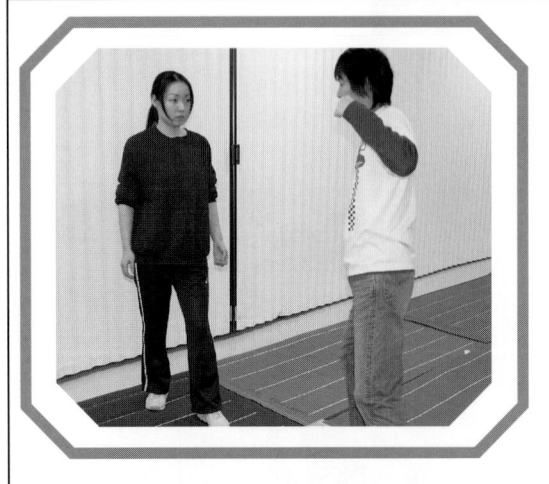

【左手で叩きかかられた場合は、左右逆になる】

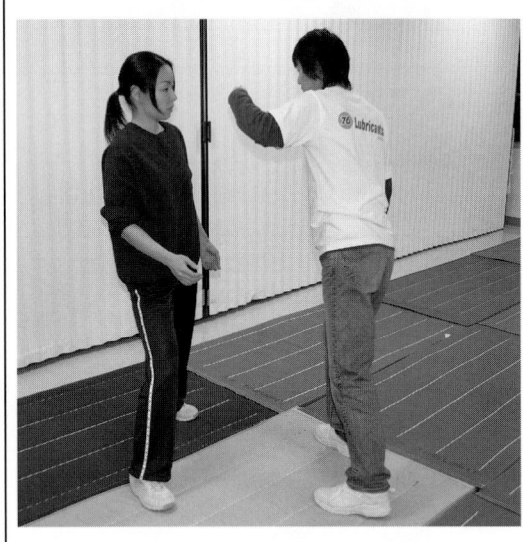

❶右足を相手の右足付近まで、右斜め前に一歩踏み込む。

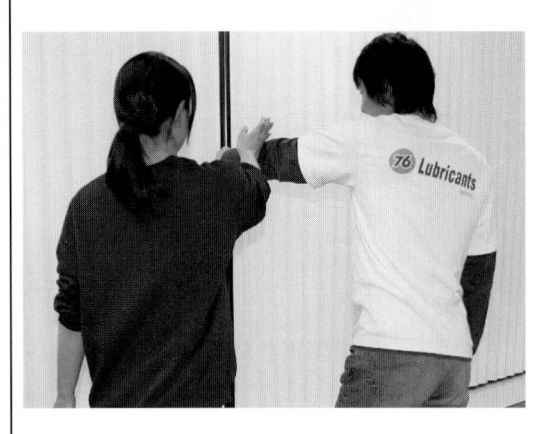

❷右手で手刀をつくり、相手の前腕の外側を払い、離脱する。

●顎の部分を突き放す方法

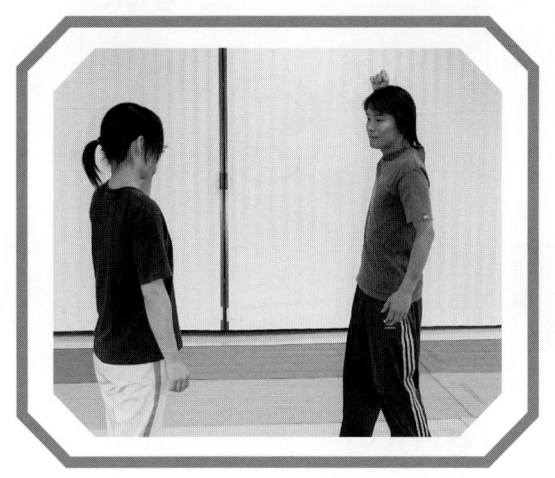

【腕を大きくまわして叩きかかる場合】

←受けると大きなダメージを被るが、懐を大きくしたぶん、相手は腹部、頸部、顔面、局部などを露出している。

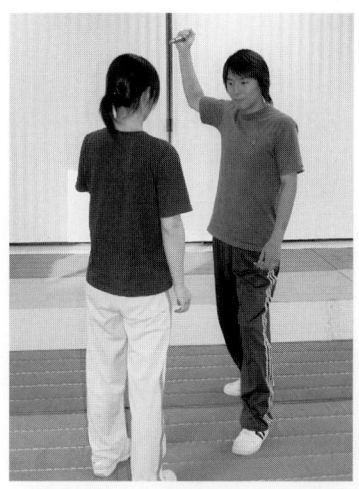

↑基本的には前項までの方法で対応するが、うしろに壁があって逃げられない場合や、相手の懐に飛び込める状況の場合に、この方法を用いる。
箸や鉛筆などを持っている場合にも対応できる。

手順 1

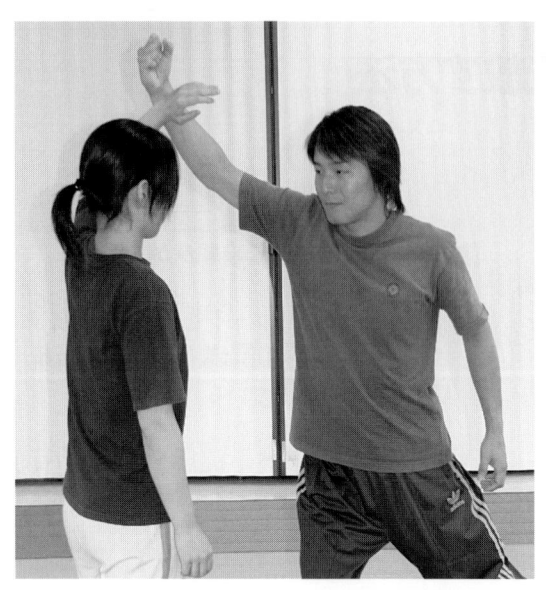

左手を、叩きかかってきた右手首に当て防御する。

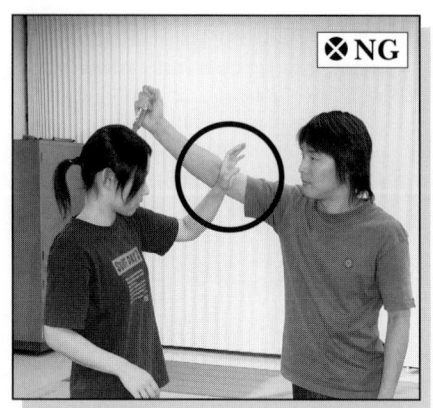

❗POINT

左手は、相手の右手首に当てることが重要。肘に当てては、拳や凶器が自分の体に当たってしまう。
また、手関節付近に当てないと、つかみかかられるといった反撃を受ける。

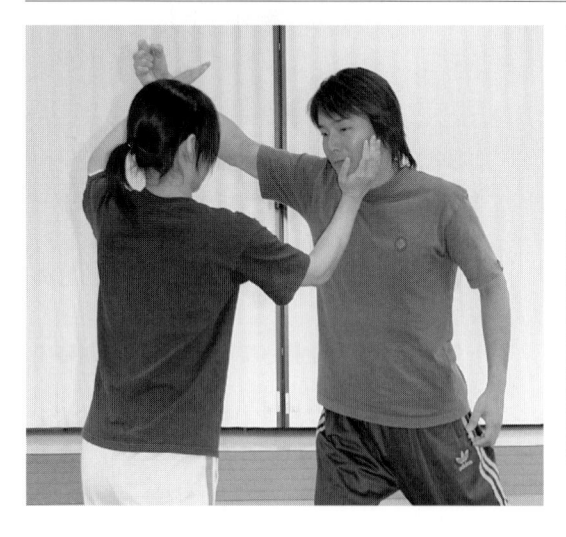

手順 2

右肘を曲げ、手のひらを相手の顎に当てる。

❗POINT

顔面に手を当てること。
この際、顎から押し上げるようにしないと、相手の体重を後方にそらすことはむずかしい。顔面に当たっただけでは頸部だけが伸展し、体重は前がかりのままになる可能性がある。

手順 3

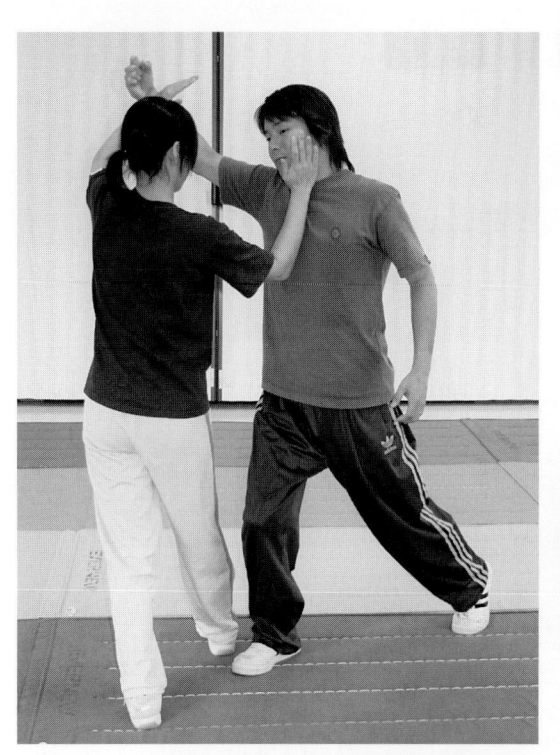

右足を相手の右足の横に踏み出しながら、両肘を伸ばし、相手を後方へ押し出す。

✖ NG

a のように手と反対の足（この場合左足）を踏み込んだり、b のように相手の足の間に踏み込んでも力が入らない。
いずれの場合も、後足に重心が残っているため十分に押し出せない。

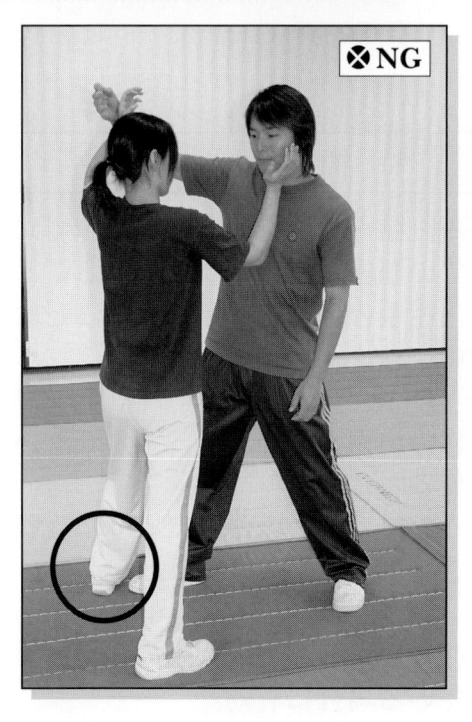

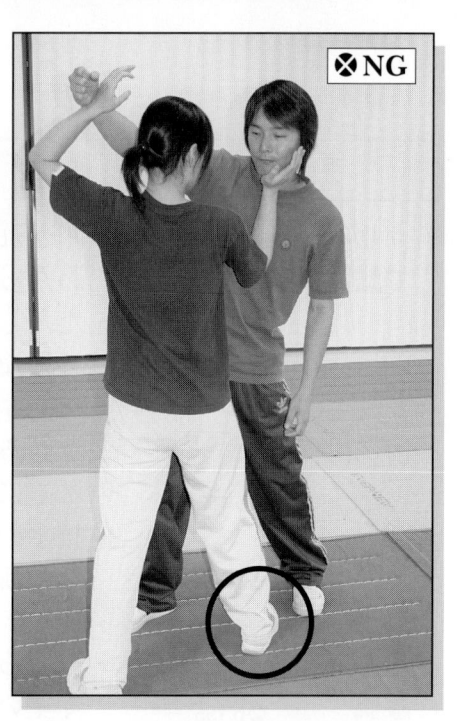

a

b

V　ブレイクアウェイ　　Case 11…叩きかかられた場合

手順 4

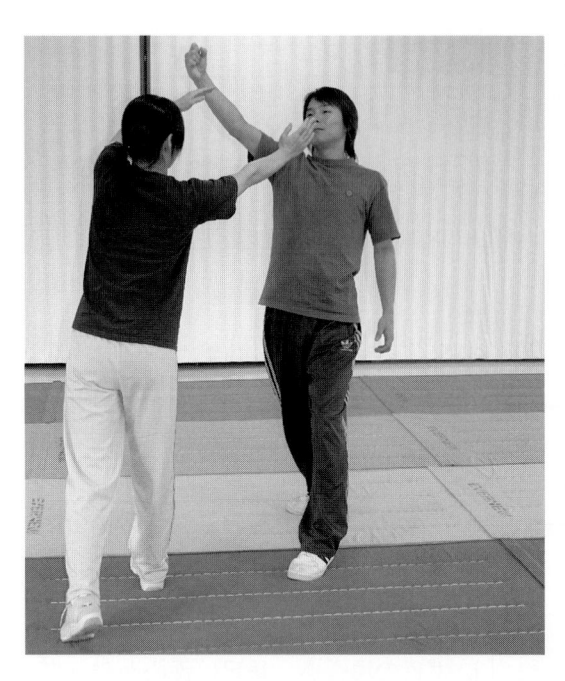

離脱する。

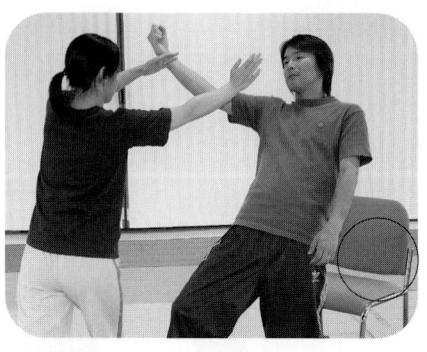

> **❶POINT**
> 相手のうしろに障害物がないかを注意する。

手　技	特　徴
うしろに下がって離脱　⊃p.148	・叩かれる、蹴られるを問わず、すべてにわたっての基本。まずこれを覚えること。 ・ただし、相手の攻撃を終わらせることはできない。
前に出て離脱　⊃p.152	・うしろに障害物などがあり、下がれないときに使う。 ・相手のうしろにまわることにより、攻撃を中断させることができる。
顎を突き放して離脱　⊃p.155	・上から叩きかかるなど、相手の懐が大きく空いている場合に有効。

Case 12 蹴られた場合

🐸 うしろに下がりながら、相手の足をすくう方法

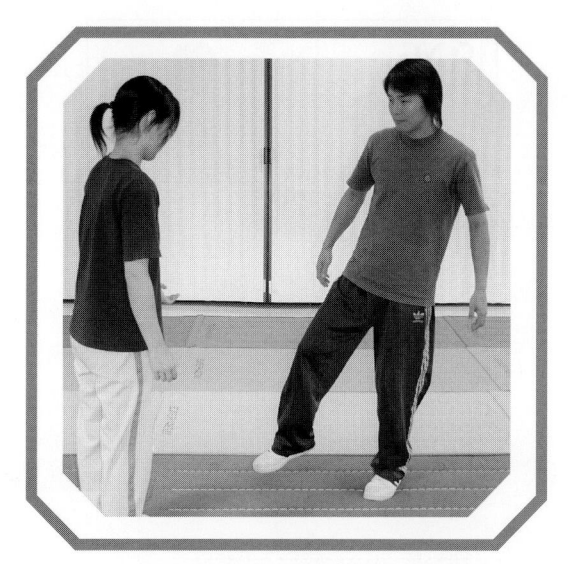

【右足で蹴られる場合・その1】

←蹴るときには片足立ちになるため、重心は支持足側のややうしろに残る。蹴りをかわして足を払うことができれば、相手は立位をコントロールすることがむずかしくなる。

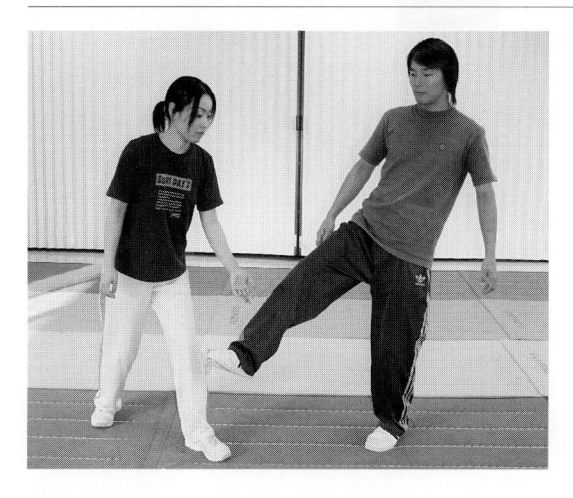

手順1

体を右に開きながら、右足を左足のうしろに引く。

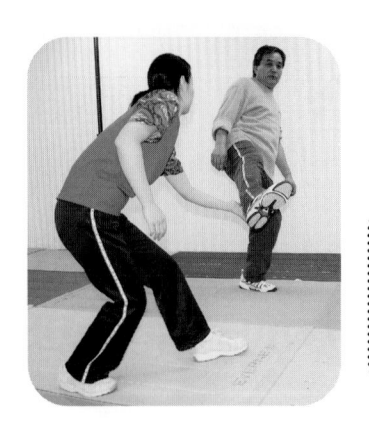

> **❗POINT**
> 外側に身をかわすことが基本。下の写真のように内側に入ってしまわないこと。

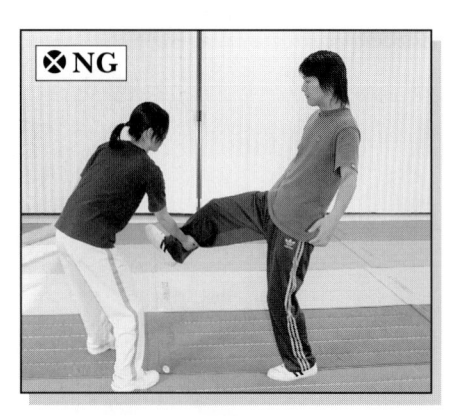

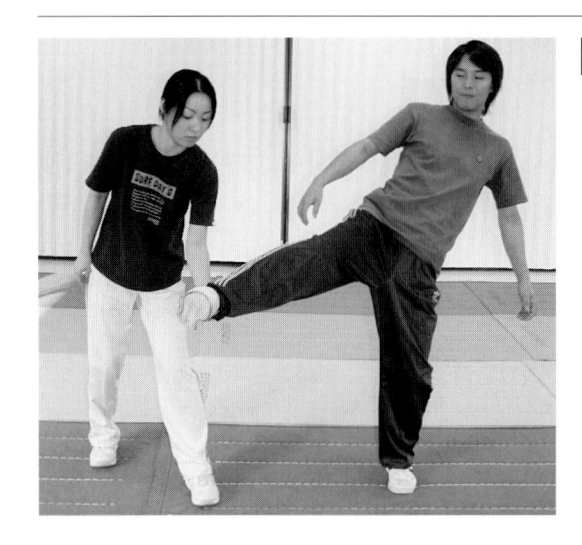

❌NG

手順2

左手で相手の足をすくい上げるように払う。

⊗ NG

右利きの人は、利き手の右手が出やすいが、対応が遅れるので注意。

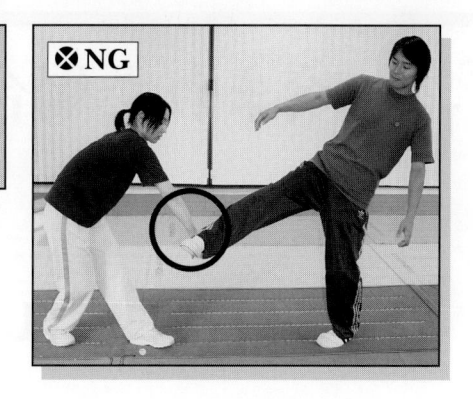

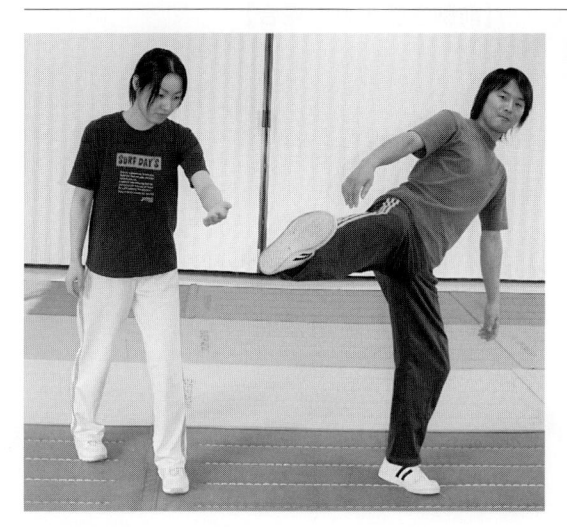

手順3

足をすくい上げて、相手がバランスを崩しているあいだに離脱する。

Case 13 咬まれた場合

● 相手の口に押し込む方法

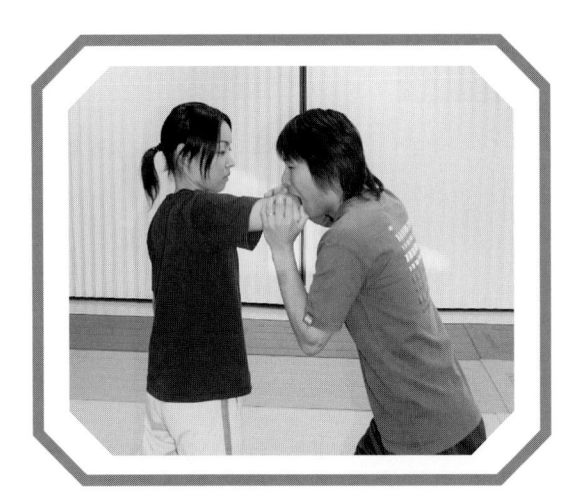

【前腕を咬まれた場合】

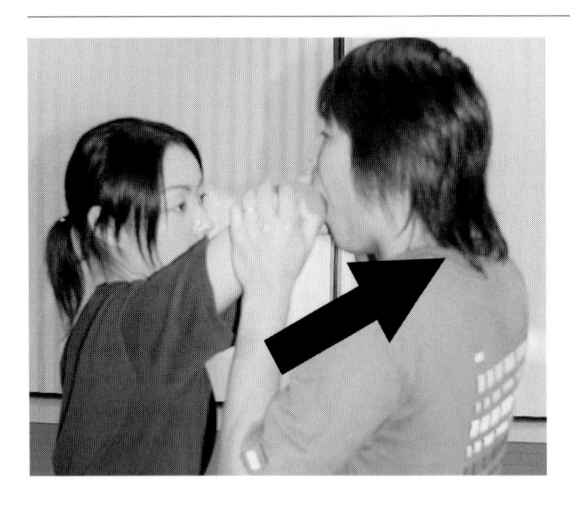

手順 1

相手の口に腕を押し込む。

> **!POINT**
> 相手の顔面に前腕が入ることになるので、相手側に防御反射が働いて、離す確率が高くなる。

✗ NG
腕を引くと咬む力がいっそう強くなり離れなくなる。

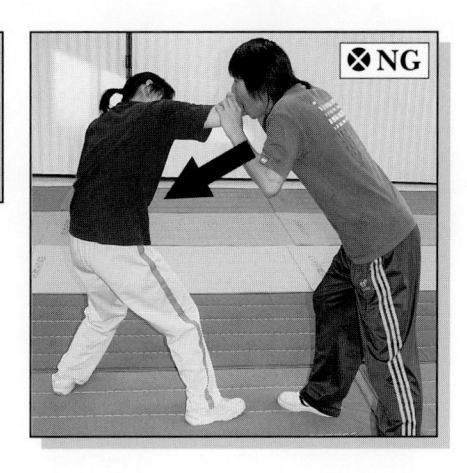

手順 2

相手の口が開いたり体勢が崩れたら離脱する。

第2部　実践編—身体介入マニュアル

Ⅵ

チームテクニクス

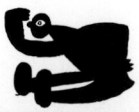

① 基本姿勢

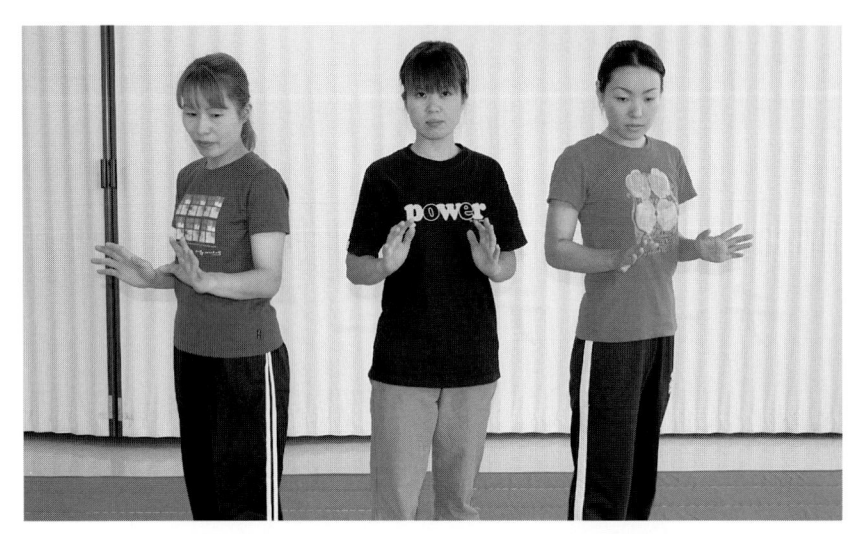

①全員、体を斜め45度程度にして相手に圧迫感を与えない。
②手のひらを開いて、自分に攻撃の意志がないことを相手にアピールする。
③開いた両手は、相手の攻撃にも対応できるように腹部の付近に置いておく。
④基本的にはリーダー（真ん中の人）が交渉（ディエスカレーション）をおこなう。
⑤両サイドの人はできるだけ相手と視線を合わさないようにする。
⑥しかし相手の急な攻撃に対応できるように、視野の中に相手の動きは入れておく。
⑦前後への移動はサイドステップでおこなう。

基本① サイドステップ

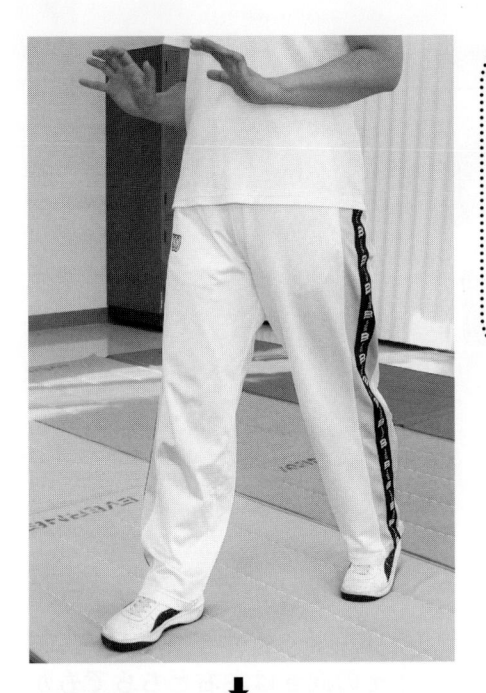

> **❗POINT**
> ①体を斜め45度程度にして相手に圧迫感を与えない。
> ②上体はそのままで、足を交差させることなく前後に移動する。
> ③こうすれば、相手からのとっさの攻撃にも対応できる。

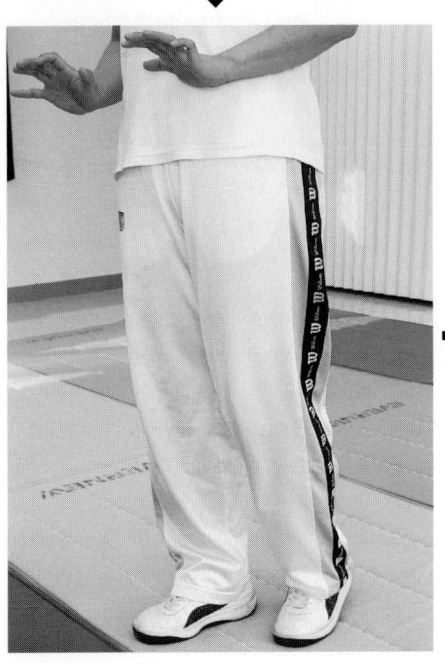

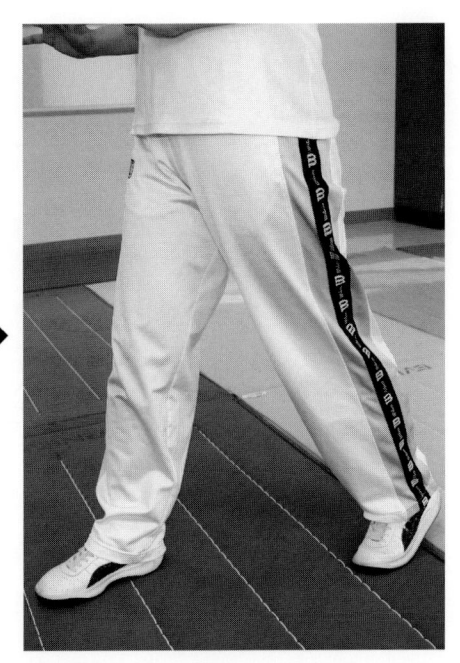

基本 ② 外側を向く

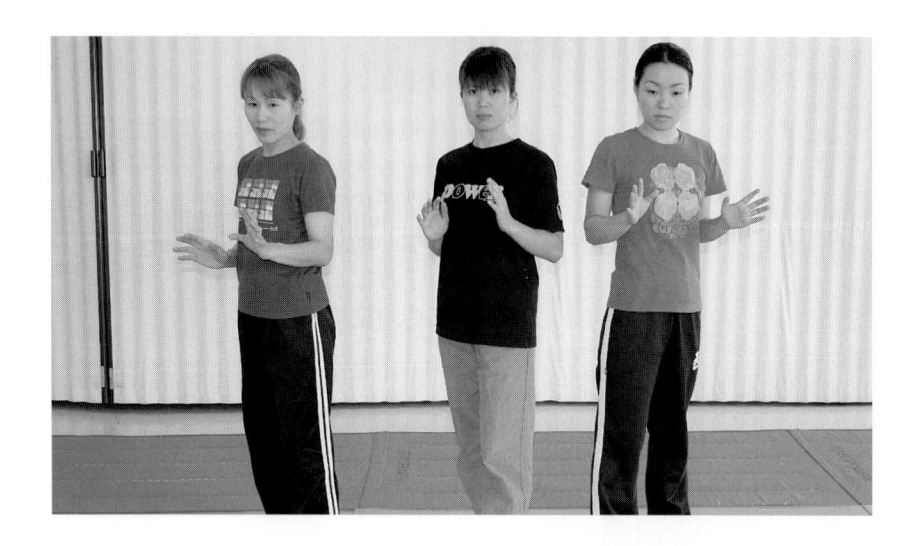

> **❗POINT**
> リーダーも体を斜め45度にするが、その向きは左右どちらでもかまわない。やりやすい向きでOK。

> **❌NG**
> 両サイドの人は外側を向かないといけない。このように内側を向くと、背中からの攻撃を防御できない。

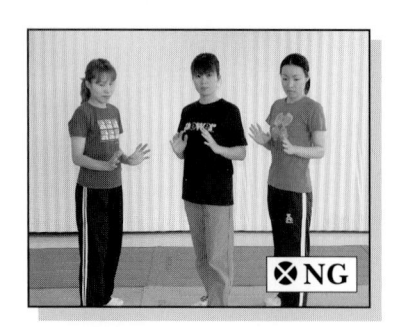

基本③　両サイドの立ち位置は臨機応変に

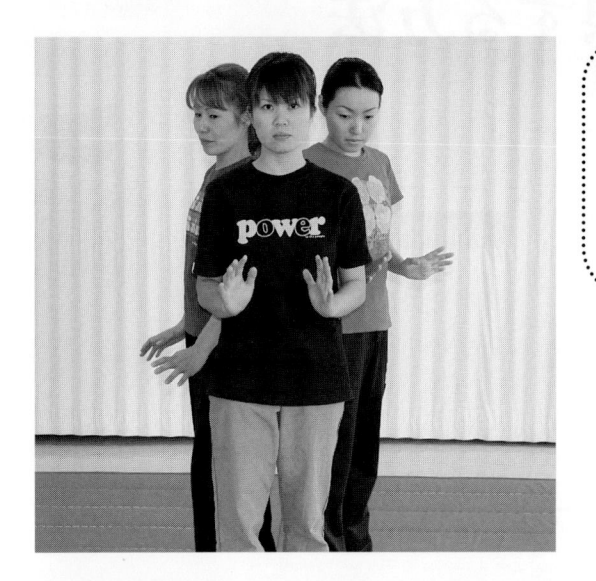

!POINT
リーダーの背後にまわり、交渉役のリーダーを際立たせたり、刺激を少なくすることも必要。圧迫感の少ない「話し合いモード」の立ち位置となる。

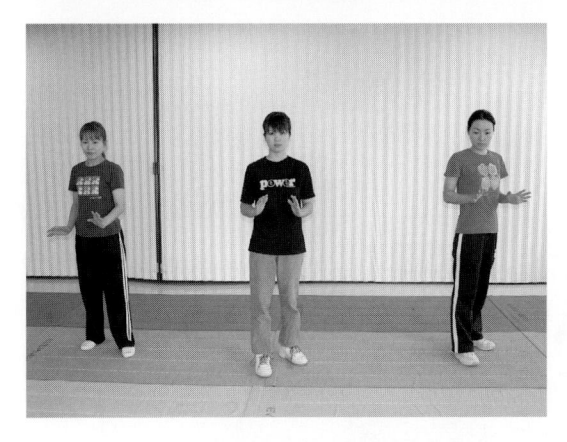

!POINT
まわりに見物人が多かったり、危険物が置いてある場合には、両サイドの人は左右に広がって周囲に配慮する。ただし相手が受ける圧迫感は強くなる。両サイドの人は状況に応じて立ち位置を判断することが必要になってくる。

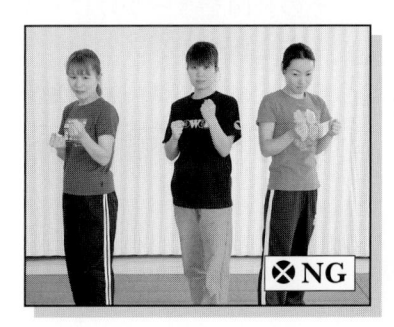

✗NG
相手を刺激することは避ける。
間違っても好戦的な態度は慎む。

② 立った状態のまま動きを制限する方法

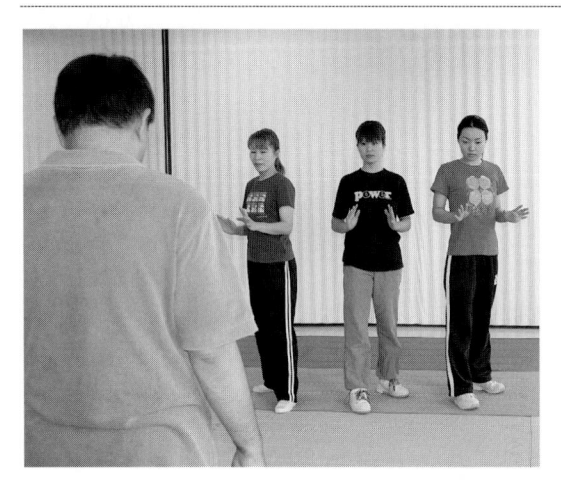

手順1

基本姿勢を保ち、リーダーがディエスカレーションを試みる。

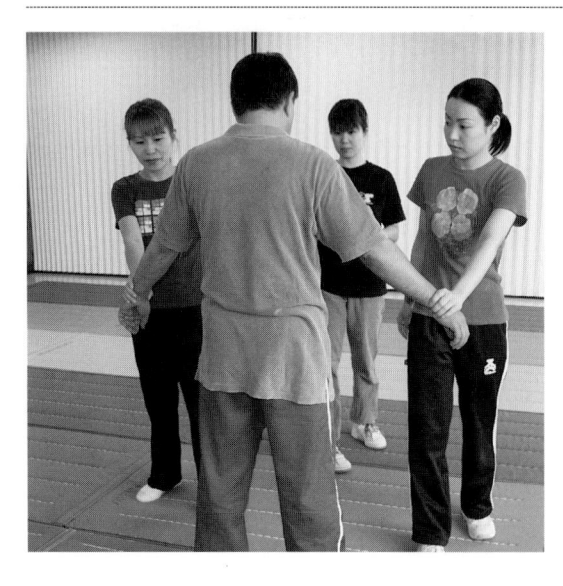

手順2

これ以上交渉するのは危険であるとリーダーが判断した場合は、「ゴー」と合図をかける。
その合図をきっかけにサイドステップで一斉に移動する。
両サイドの人は内側の足を踏み出し、外側の手で、相手の手首をつかむ。

a　　　　　　　　　　　　　　　　　　b

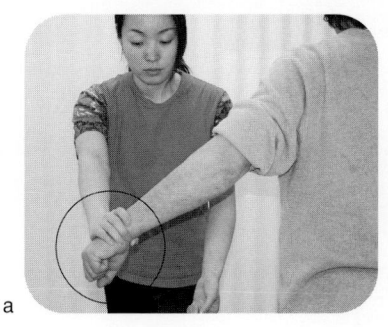

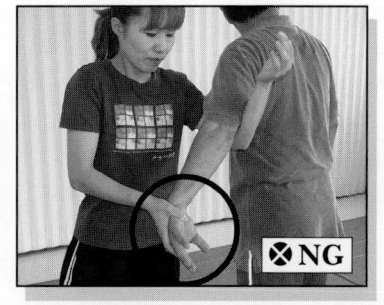

⊗ NG

手首でなく、bのように手の甲をつかむと、相手の手首に必要以上の力が加わりやすいので注意する。

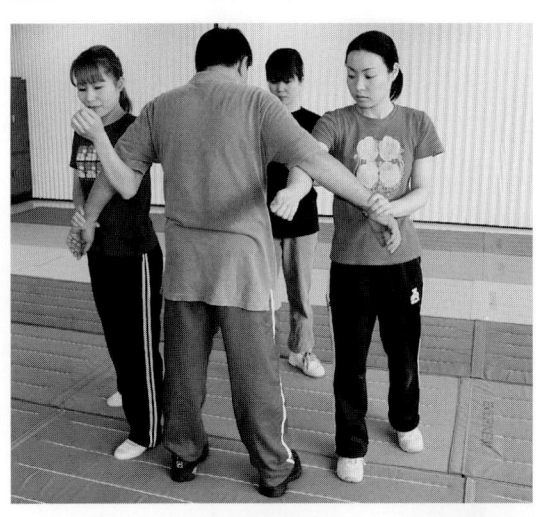

手順3

内側の足を踏み出しながら、内側の手を相手の肘に当てる。

⊗ NG

bのように手首をつかむ前に相手の肘に当てると、腕の動きを制限できなくなり、以後の動作ができなくなってしまう。

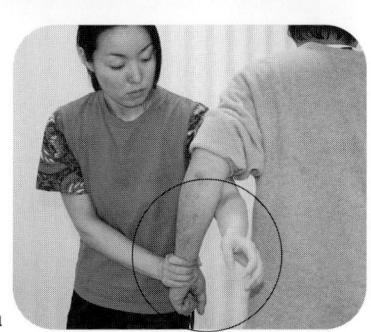

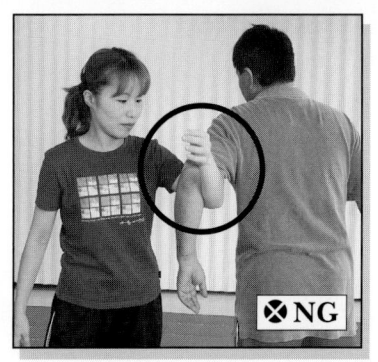

a　　　　　　　　　　　　　　　　　　b

手順4

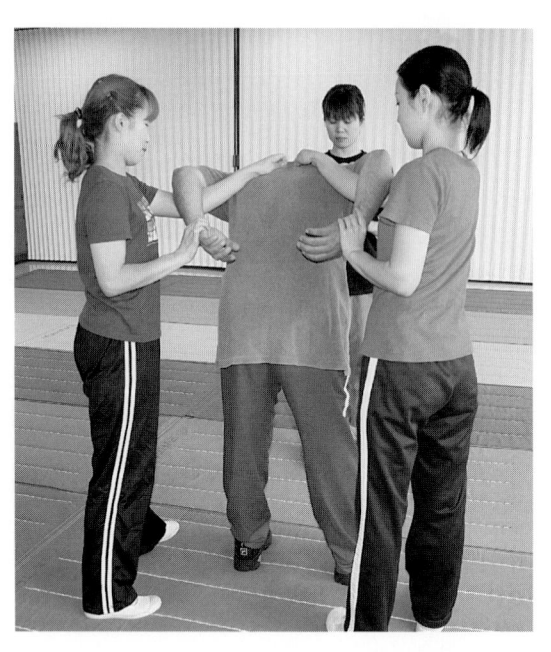

相手の肩甲骨上部付近の衣類をつかむ（相手が裸の場合は肩に手をかける）。つかんだ肩甲骨上部付近の部分を押し、相手の体を前屈させる。

❗POINT ①
内側の肘に当てた腕を上に上げながら自分の体をひねり、相手の肩甲骨上部付近の衣類をつかむ。

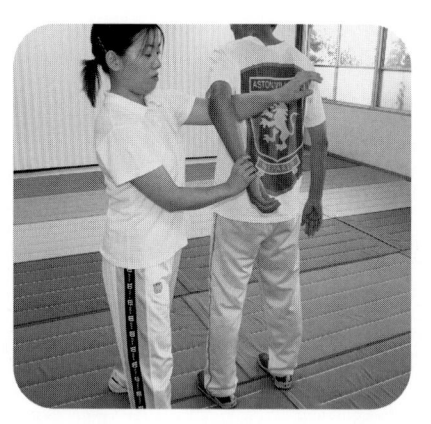

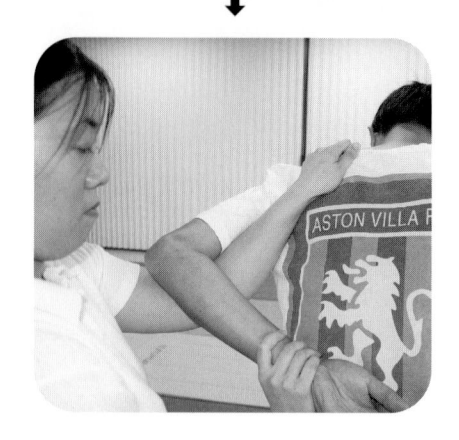

❗POINT ②
相手の手首を固定したまま肩甲骨上部付近をつかんだ手を伸ばすようにすると、自然に相手の体は曲がっていく。

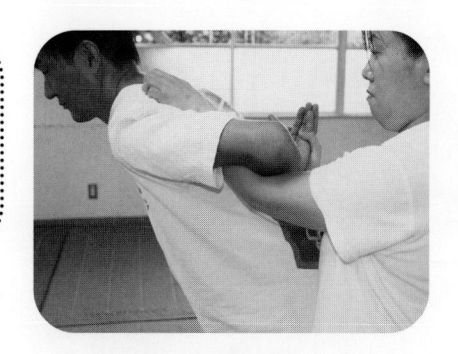

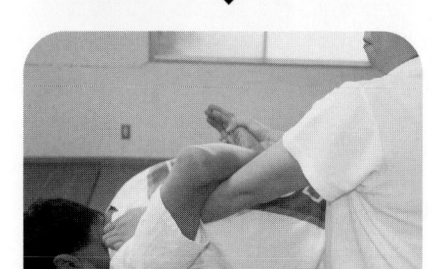

✖NG
この時点で手首を固定すると、相手がまだ動けるため、手首を過屈曲させる危険性がある。
あわてずに、手順6の段階で手首を固定する。

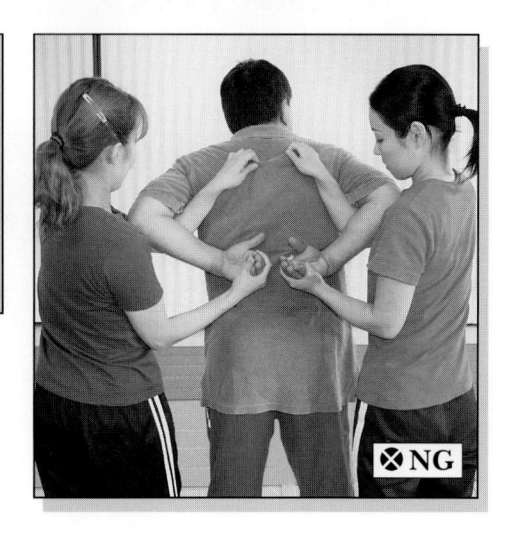

手順 5

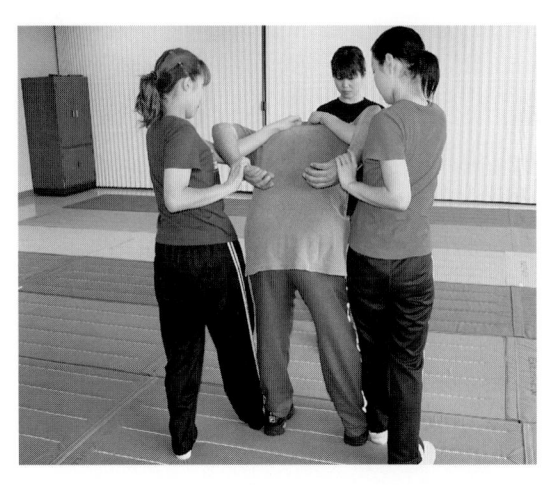

相手の体が90度近く前屈した時点で、両サイドの人は相手側の腰に足を密着させ、動きを制限する。
リーダーは相手の側頭部に手を添え、頭部の動きを制限する。

❗POINT ③
リーダーは、特に左右の動きを制限する。そうすると相手の体のぶれを少なくすることができ、両サイドの人が相手の動きを制限しやすくなる。

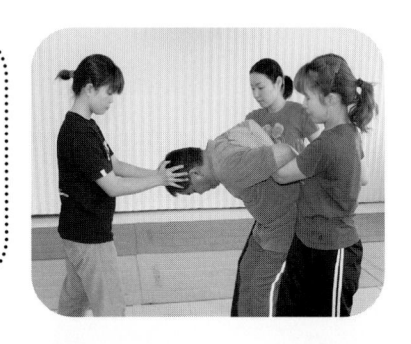

❌NG
無理に頭を下げようとすると相手は首を痛めやすい。
両サイドの人が相手の体を前屈させてから頭を持つこと。

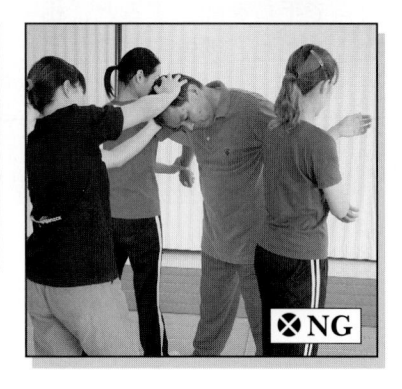

手順 6

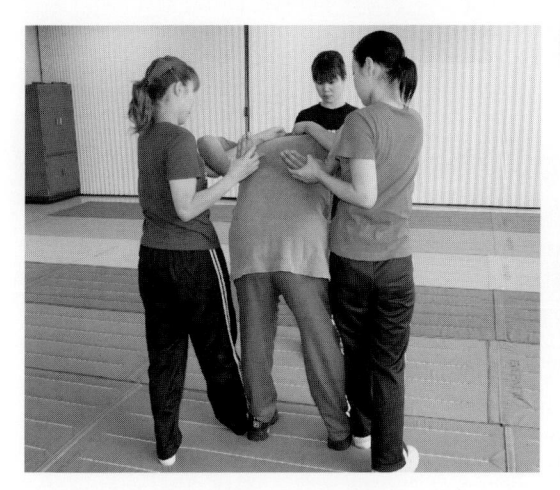

手首をつかんだ手を相手の手の甲側へずらし、手首を固定する。

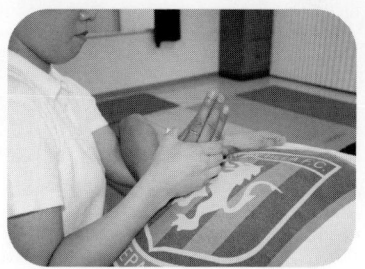

↑手首を固定した時点で、握力は通常の1/4〜1/5に減ずる。

> ❗POINT ④
> 相手の第1関節（指の付け根）を手の甲から包み込むように握ると、手首を固定しやすい。

手関節の関節可動域は90度である。曲げすぎると痛みを伴うので注意する。まずは70〜80度で手首を固定するようにする。 ➡

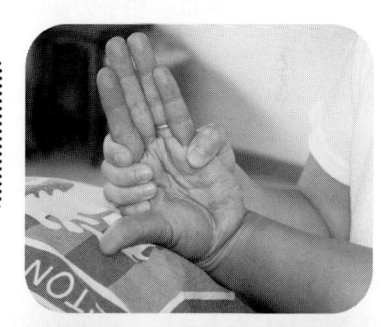

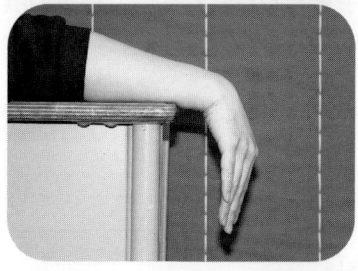

> ❗POINT ⑤
> 手首を固定する位置にも配慮する。男性の多くはこの写真程度の位置でも痛みを感じるので、これより上の位置では手首を固定しないようにする。

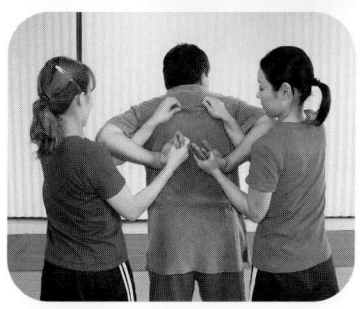

手順 7

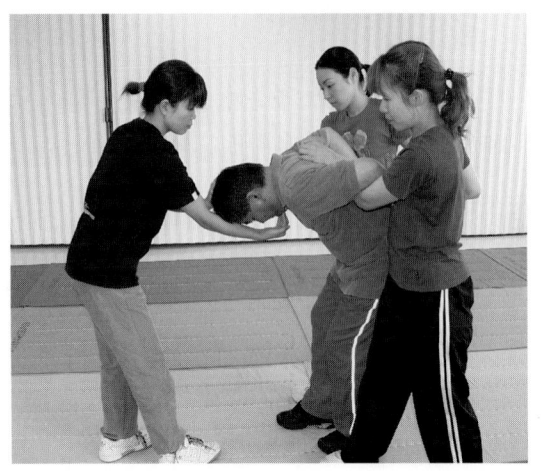

リーダーは相手の頭を固定しながら、片方の手を顎にまわす。顎にまわす手は左右どちらでもよいが、反対側の足を引くこと（右手を顎にまわしたら、左足を引く）。
顎に手をまわすのが危険であれば、両手で相手の頭の動きを制限する。

❗POINT ⑥
手を移動させるときは、相手の顎のラインに沿わせる。

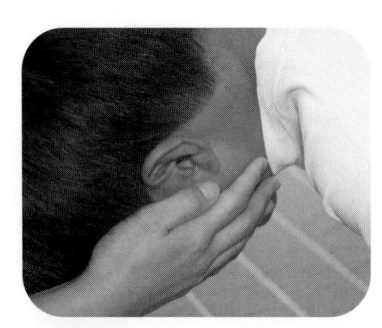

❗POINT ⑦
顎に手をまわしたときに、相手の喉部を押さえることがないように、十分に注意する。
前腕を相手の額に当て、呼吸が十分にできるように注意する。

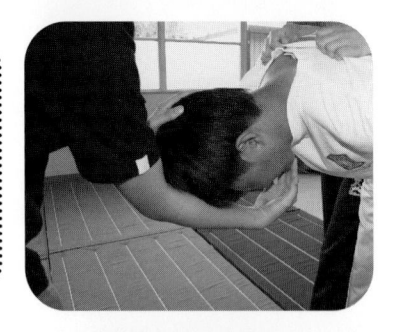

❌NG
相手の喉部に指が入っていたり、鼻を押さえると呼吸がしにくくなって危険である。十分注意をする。

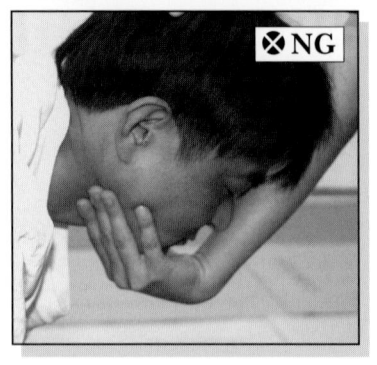

❌NG

手順8

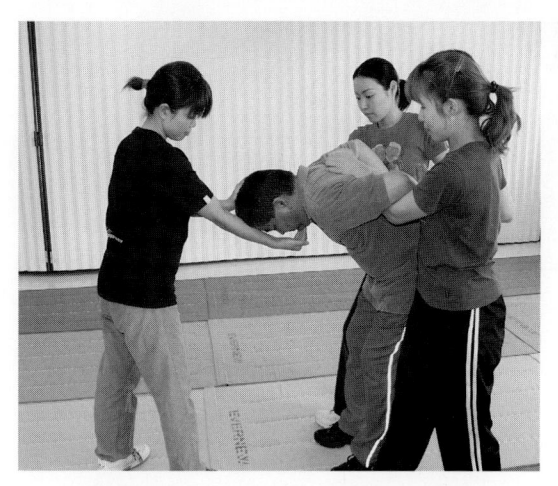

リーダーの合図で前進を始める。

❗POINT ⑧
両サイドの人は腰で相手の腰を押すようにして、相手が前進するのを促す。

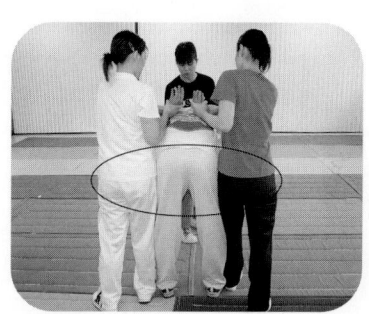

手順9

両サイドの人は、相手に接している側の足を大きく踏み出し、相手の動きを制限する（右側の人は左足を、左側の人は右足を常に大きく踏み出す）。

❌NG

相手の下肢に合わせずに前進したり、写真のように反対の足を出すと、下肢の動きが制限できず、蹴られたりなどの反撃にあうおそれがある。

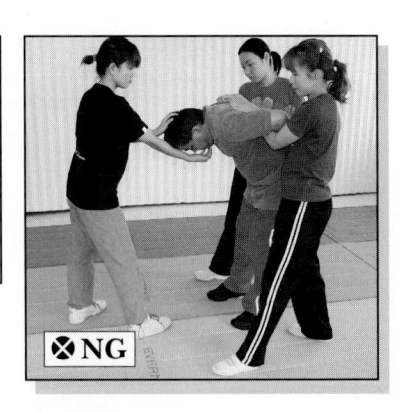

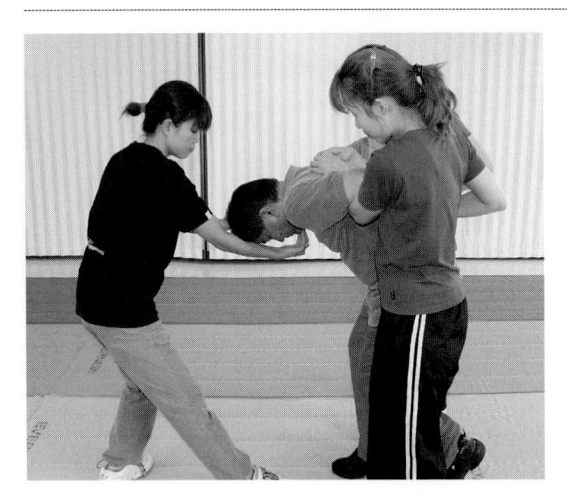

手順 10

リーダーは顎を引き、両サイドの人は腰を押すことで、嫌がる相手でも前進をコントロールすることができる。
このようにして、相手が落ち着ける場所や、処置ができる場所まで移動する。

③ 腹臥位にして動きを制限する方法

注意：この方法は、前項より相手がより強く暴れる場合を想定している。

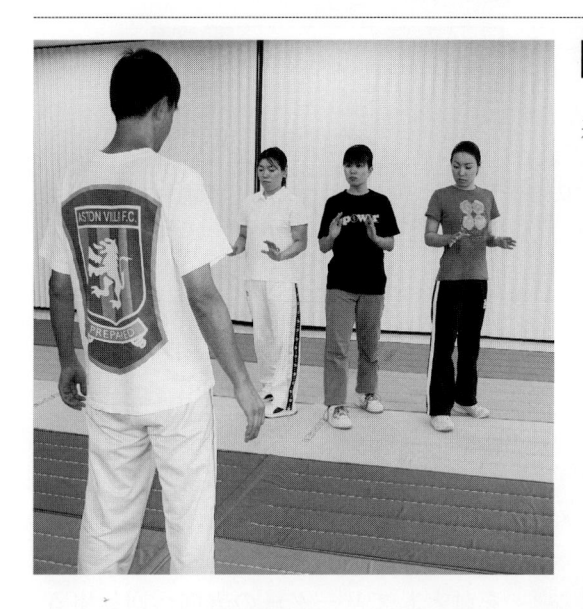

手順 1

基本姿勢を保ち、リーダーがディエスカレーションを試みる。

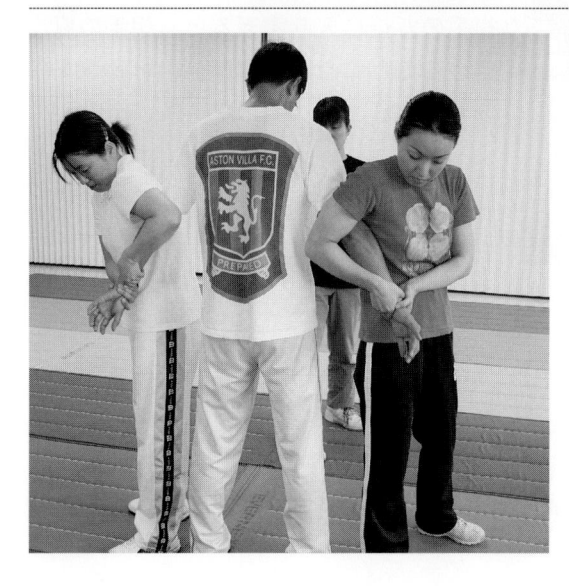

手順 2

リーダーがこれ以上交渉するのは危険だと判断した場合は、「ゴー」と合図をかける。
合図をきっかけにサイドステップで一斉に移動する。
両サイドの人は、写真のように相手の腕をつかむ。

❗POINT ①
両手だけに頼るのではなく、脇も利用して相手の動きを制する（反対側の人は左右の手が写真と逆になる）。

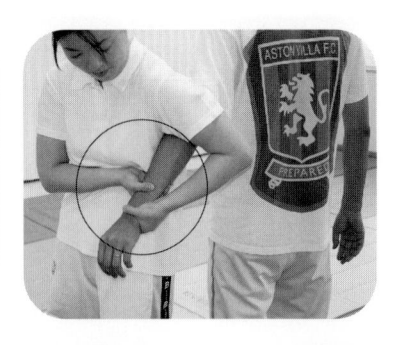

❌NG
手の位置は左右逆になってもよいが、写真のように上からつかんではダメ。相手の動きを制限しにくいうえ、その後の動きがスムーズにいかなくなる。

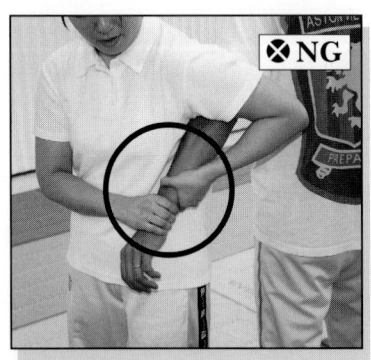

手順3

両サイドの人は相手の腕をつかんだまま、外側の足を大きく踏み込み、その足を軸としてリーダーの方向へ回転する。相手の背後に入りすぎると、相手の肩を痛めることになる。肩関節の可動域を十分考慮すること。

❗POINT ②
このとき両サイドの人は、相手の肩・肘・手首が自分の胸の真ん中にくるようにする。

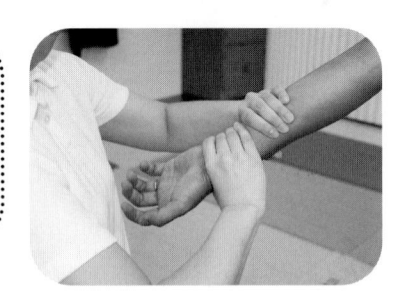

手順 4

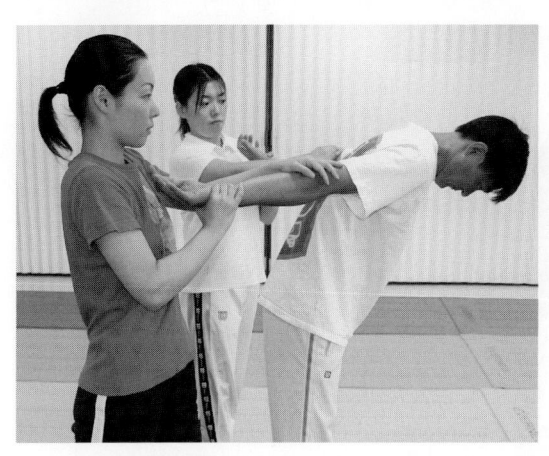

自分の内側の手を、相手の腕を伝って、肩まで移動させる。

> **❗POINT ③**
> 腕を伝うことで確実に相手の肩まで自分の手が到達するようにする（相手の肩の動きが大きいと、正確に肩をつかめない場合がある）。

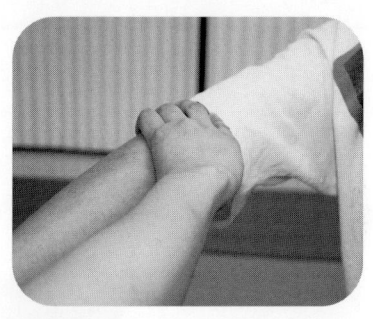

手順 5

相手の肩をつかむ。

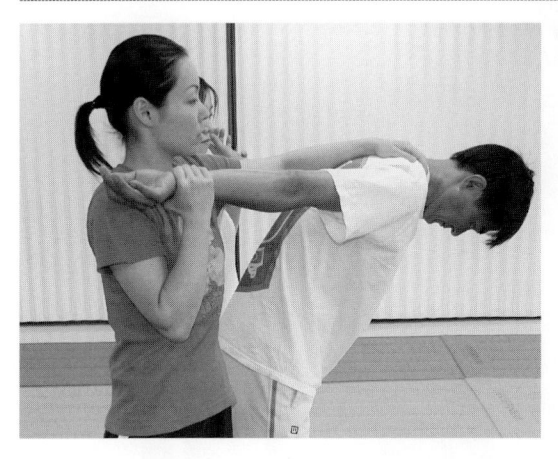

> **❗POINT ④**
> 肩まで手を移動させると同時に、反対の手で、相手の手のひらが天井を向くようにする。

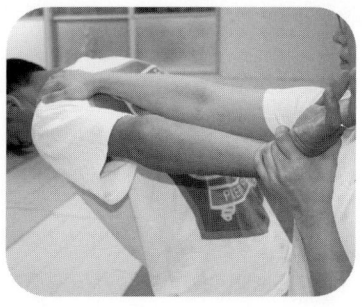

VI　チームテクニクス　　　3…腹臥位にして動きを制限する方法

手順6

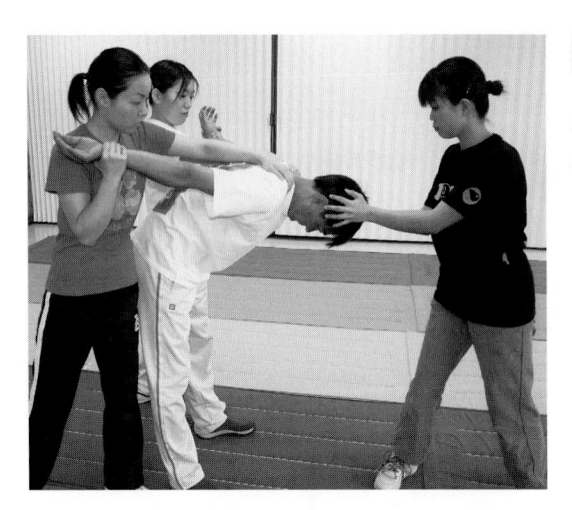

相手の頭が下がったら、リーダーは側頭部をつかむようにして、頭部の動きを制限する。

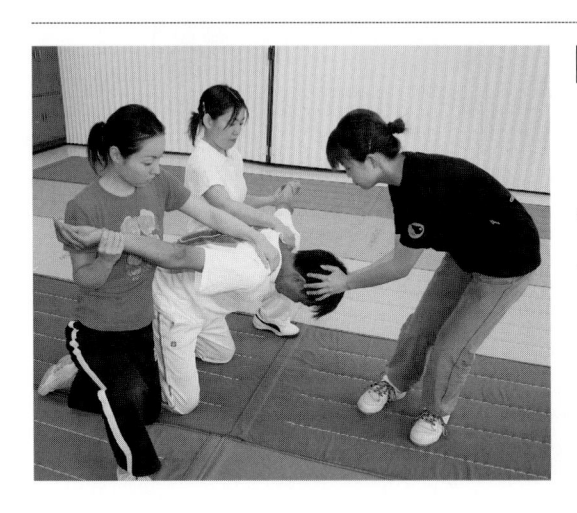

手順7

リーダーの「ダウン」の合図で、両サイドの人は外側の足を大きく前に踏み込む。相手の肩を下に押し、膝を床につける体勢にする。

⊗NG
内側の足を踏み込むと、相手の体に膝が接触して怪我をさせる危険性があるので注意する。

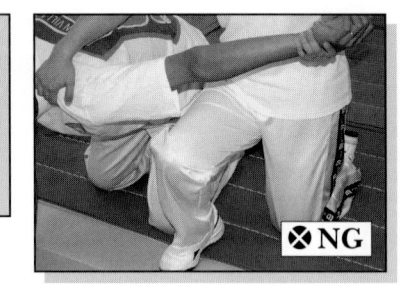

⊗NG

手順 8

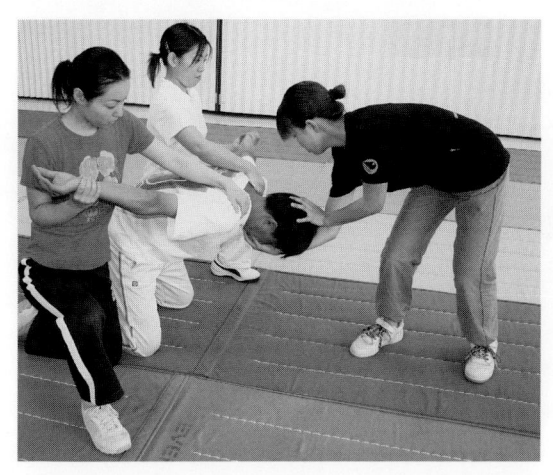

リーダーは相手の顎のラインを伝って手を移動し、顔を保護する。

> **!POINT ⑤**
> 両サイドの人は相手の肩を持ち、膝を床につけるように押すのと同時に、一気に相手の体が床につかないように調整する。

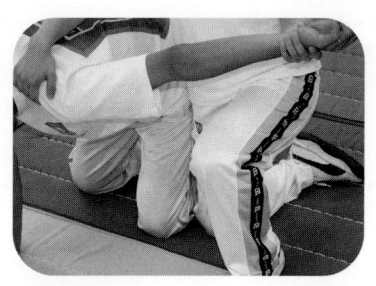

手順 9

リーダーは、顎を支えている手と反対側の足を引き（右手が顎を支えていれば左足を引く）、両サイドの人や相手の状態を配慮しながら、「アンドダウン」の声かけをする。

> **!POINT ⑥**
> 左手で顎を支えている場合は右足を引く。

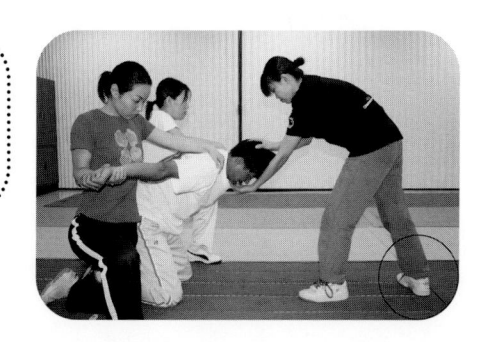

手順 10

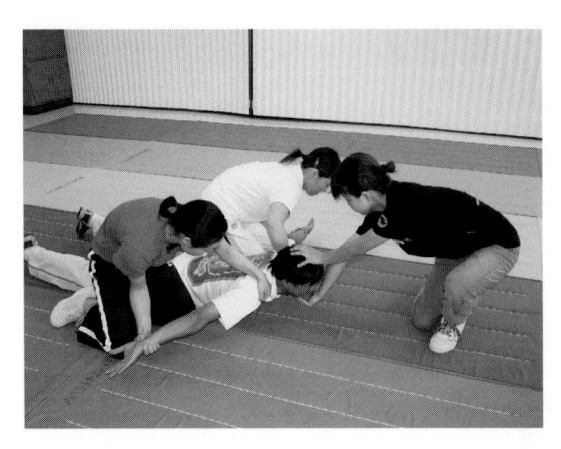

リーダーの「アンドダウン」の声かけを合図に両サイドの人はさらに肩を押し、相手を腹臥位にする。このときリーダーは、相手の胸を床で強打しないように留意し、両手が下がった後に頭を床につけるようにする（両サイドの人は相手の肩をしっかりと支えること）。

⊗NG
相手の顎が、リーダーの膝や足にぶつからないように、気をつける。

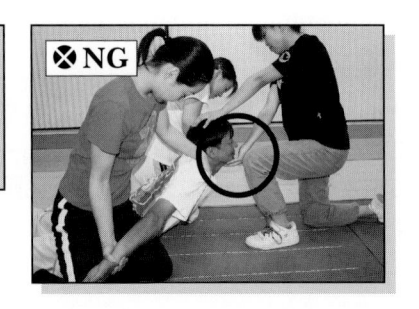

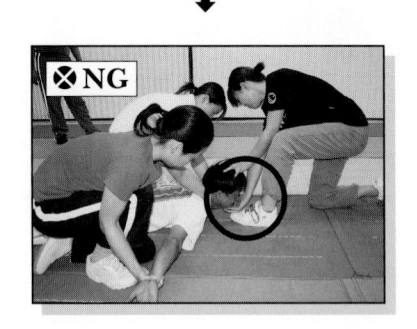

第2部 実践編——身体介入マニュアル

手順 11

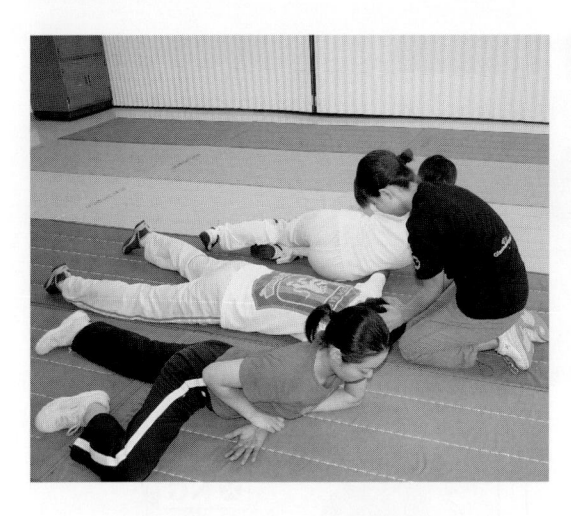

両サイドの人は相手の腕を回内して（手のひらを天井に向ける）、手首を自分の胃の部分で押さえ体重をかける。
足は、写真のように相手の体に近いほうは伸ばし、遠いほうの膝を曲げるようにする。
リーダーは相手の顔を横向きにして呼吸状態に留意し、両サイドの人が相手の動きを制限できているかを確認する。

!POINT ⑦
相手が激しく頭を動かす場合には、写真のように手だけでなく、膝も使って動きを制限する。

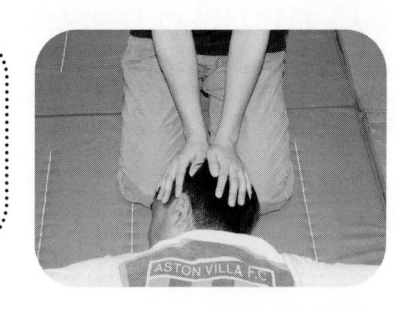

❌NG
写真のように、下側になった足を前方に出していては体重を乗せられない。

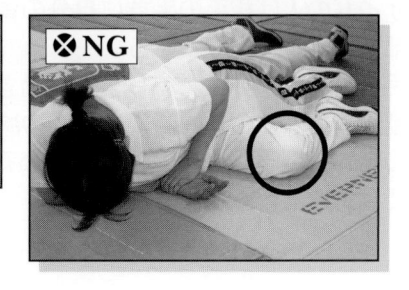

Ⅵ　チームテクニクス　　　3…腹臥位にして動きを制限する方法

手順 12

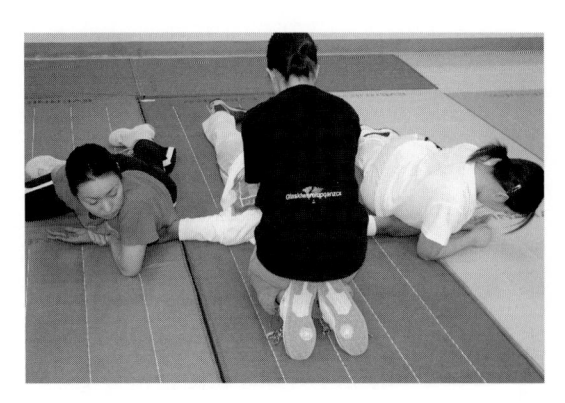

リーダーは相手に話しかけながら呼吸状態などを観察する。そして相手に状況を説明し、協力を求める。

⊗NG
相手の手のひらを床につけるように押さえると、相手は肘を曲げられるので動きを制限できなくなる。

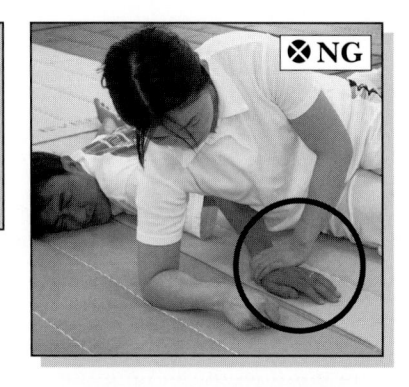

❗POINT ⑧
両サイドの人は相手の手首に自分の胃の部分を乗せるようにする。
相手の肘などを押さえてしまうと動きを制限できないのと同時に、相手の胸郭の動きを制限し、呼吸の妨げになるので注意する。

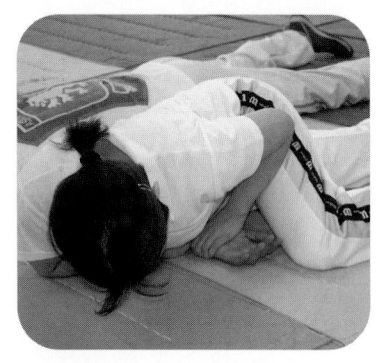

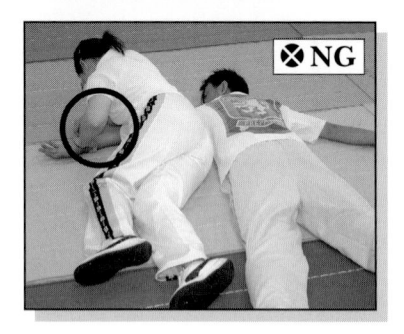

手順 13

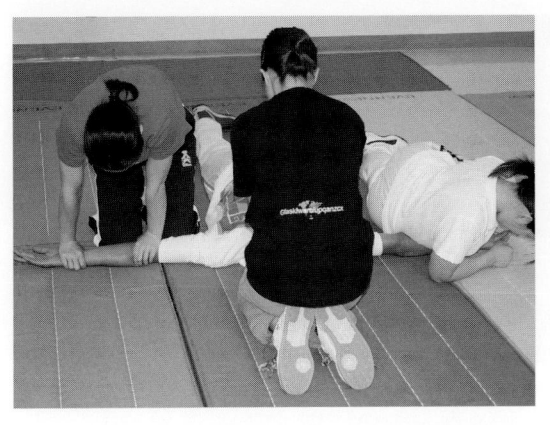

リーダーは相手に起き上がることを伝え、協力を求める。協力が得られると判断したら、両サイドの人（左右どちらからでもかまわない）に起き上がるように指示する。

指示されたスタッフは、写真のように相手の肘を両膝と手のひらで押さえるようにし、上体を起こす。安全に体を起こせたらリーダーに「OK」などと伝える。

❗POINT ⑨
順手で肘関節を押さえる。下の2枚の写真のようにすると動きを制限できない。

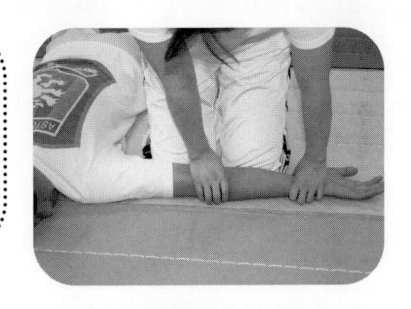

❌NG
肘を固定する手が逆手になっている。肘関節の押さえが不十分で、肘の動きが制限できない。

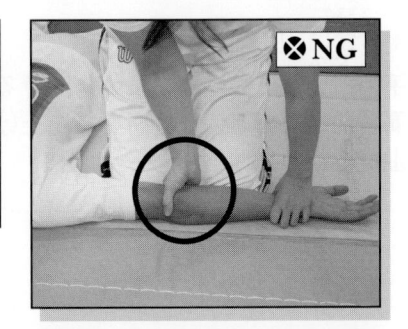

❌NG
上腕部を押さえているだけで肘関節を固定していないので、肘が自由に動いてしまう。

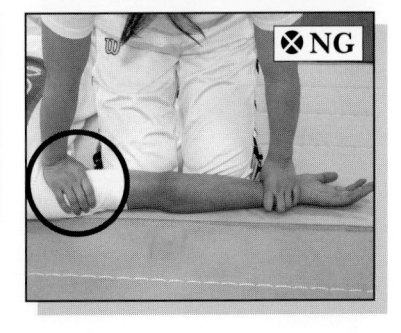

手順 14

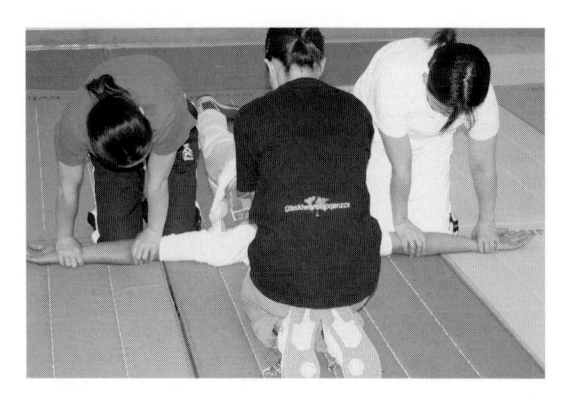

リーダーは片方のスタッフが安全に体を起こしたことを確認したら、もう片方のスタッフに指示する。
リーダーの指示を待ってもう片方のスタッフは手順13の動きで上体を起こし、安全に体を起こせたらリーダーに「OK」などと声をかける。

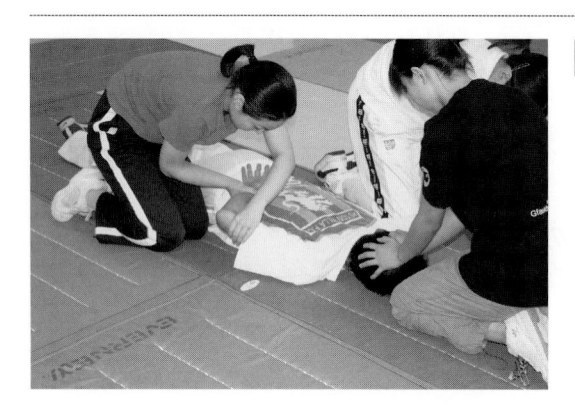

手順 15

リーダーは両サイドの人（左右どちらからでもかまわない）に指示を出し、指示されたスタッフは相手の手首と肘をつかみ肘を曲げる。

❗POINT ⑩

相手の肘を床につけたまま肘を曲げると肩関節を痛めるので、肘を持ち上げて曲げるようにする。

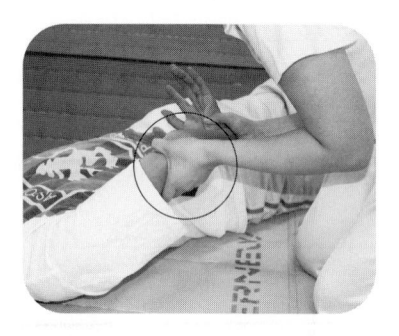

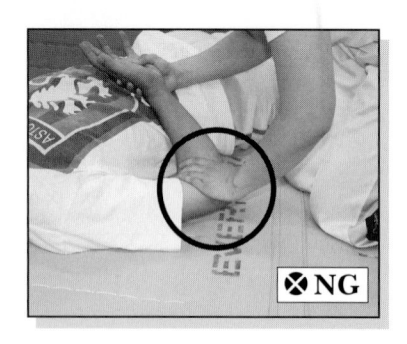

❌NG

手順 16

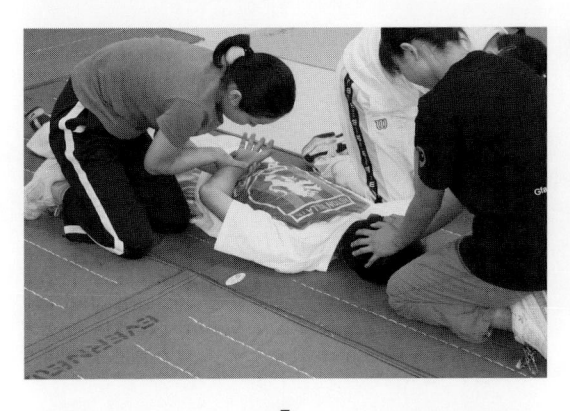

一度手を持ち替えて、相手に近いほうの手で相手の手首をつかみ、遠いほうの手を相手の腕の下を通し、肩胛骨付近の衣類をつかむ。
安全に衣類をつかめたらリーダーに「OK」などと声をかける。

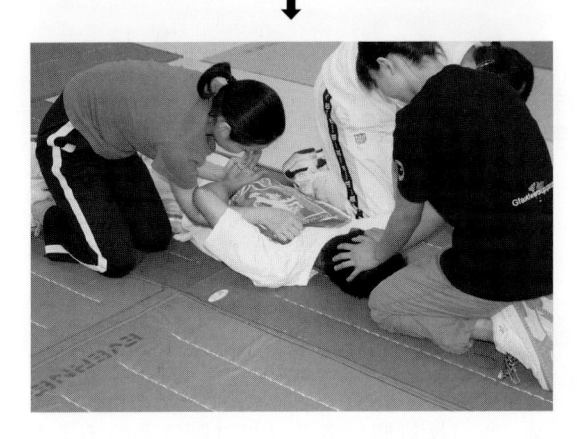

手順 17

反対側のスタッフもリーダーの合図を確認したら手順15・16の動作をおこなう。
安全に衣類をつかめたらリーダーに「OK」などと声をかける。

手順 18

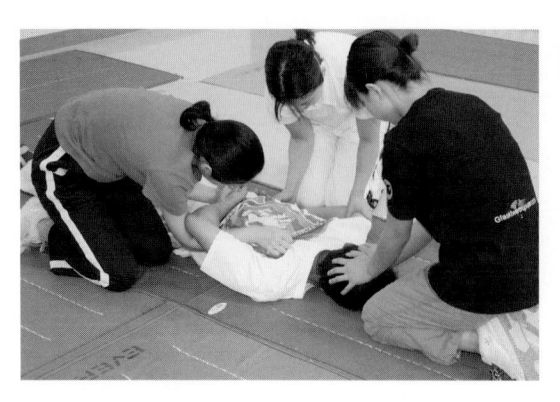

ここから起き上がる動作に入る。
リーダーに指示されたスタッフ（左右どちらからでもかまわない）は一度つかんだ衣類を離し、相手の手首と肘をつかみ、肘を伸ばし床につける。
安全にできたらリーダーに「OK」などと声をかける。

!POINT ⑪
写真のように、相手の手のひらを相手の体幹に向けて固定すると、自分の手をつかまれることがない。

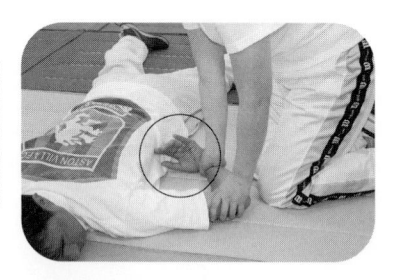

手順 19

リーダーは反対側のスタッフに合図をし、反対側のスタッフは腕はそのままの形で、相手の体をまたいで反対側へ移動する。このとき相手を側臥位にすると相手への負担が少ない。

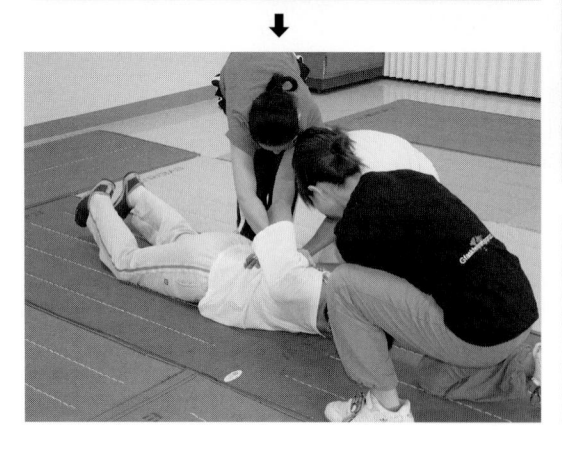

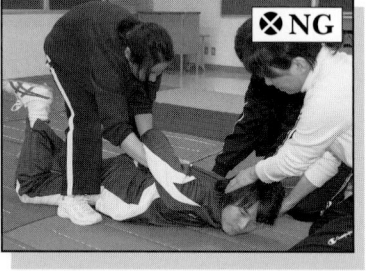

✕NG

✕NG
このとき相手の体の上でまたいだままだと、蹴られてしまったり、相手の体を起こしにくい。

手順⑳

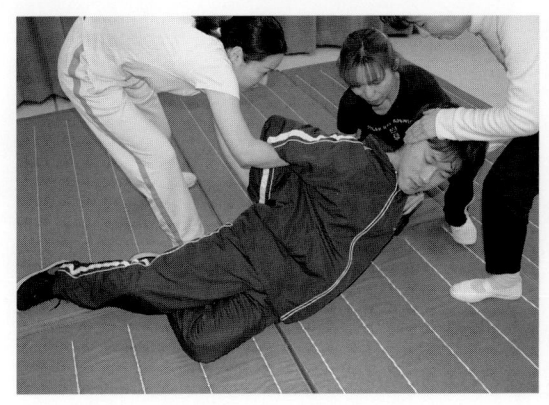

相手の上側の腕（右腕）を持っているスタッフは自分のほうに相手を引き寄せ、下側の腕（左腕）を伸ばして押さえているスタッフは相手の肩に手を添え体を起こす。

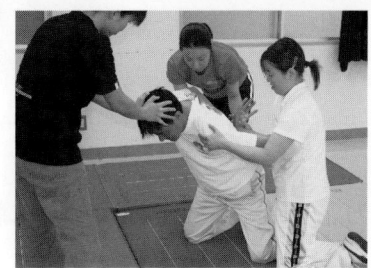

↑反対側から見たところ。肩に手を添えている。

❗POINT ⑫
肩に手を添え体を起こす際に手の甲を握ると、相手の手首を曲げすぎて痛めてしまうことがあるため注意する（手首を握ること）。

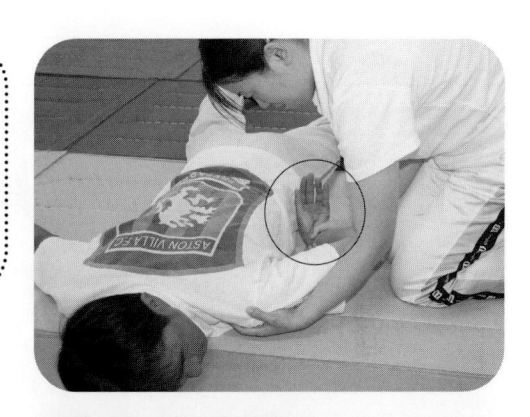

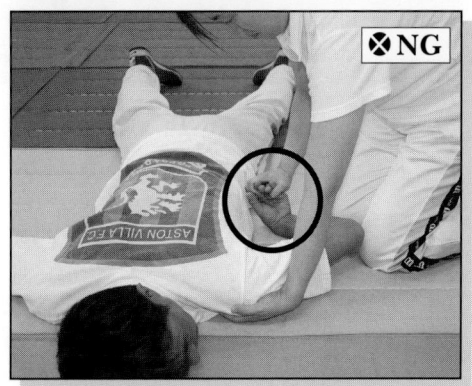

手順 21

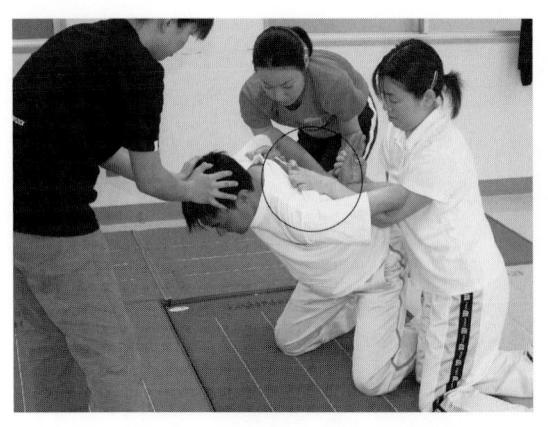

相手の上体が起き上がったら、肩に手を添え起こす側のスタッフはすぐに相手の腕の下に腕を通し、衣類をつかむ。安全につかめたらリーダーに「OK」などと声をかける。

> **❗POINT ⑬**
> 相手の上体が起き上がったらすぐに腕を固定する。

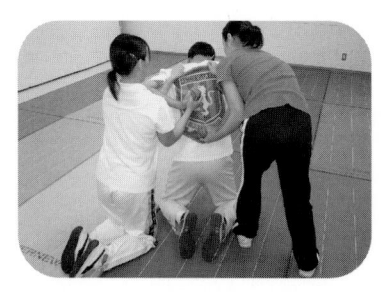

手順 22

リーダーの合図で相手に立ち上がってもらう。

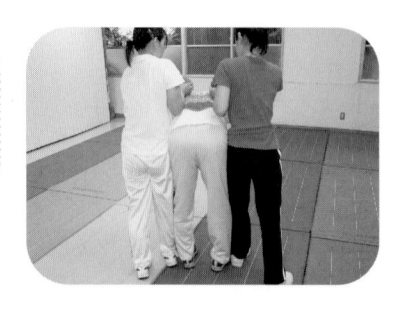

> **❗POINT ⑭**
> 相手の腰から足に自分の体を添え、動きを制限する。

> ⊗ **NG**
> 相手の体を十分に屈曲させていないと、リーダーは蹴られてしまうので注意する。

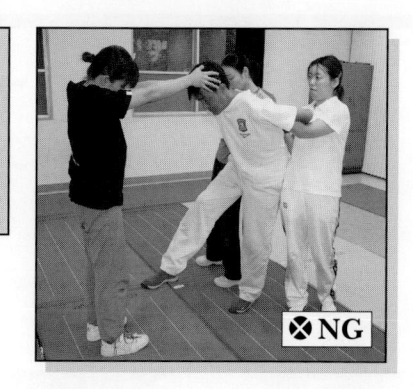

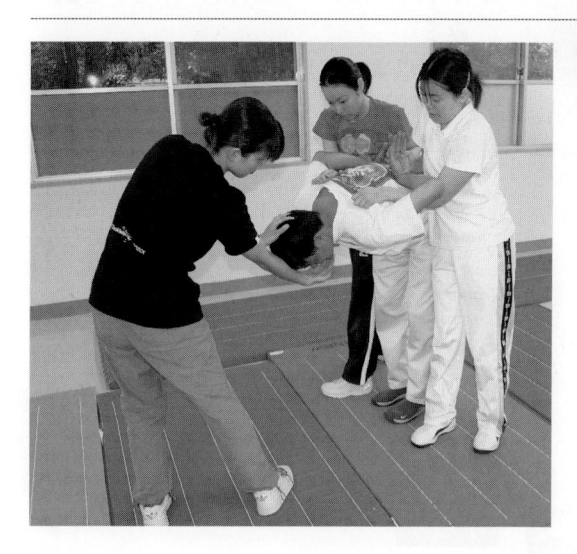

手順 23

リーダーは相手の頭を固定しながら、手を顎にまわし、処置室や部屋など目的地まで相手を導く。

④ 仰臥位にして動きを制限する方法

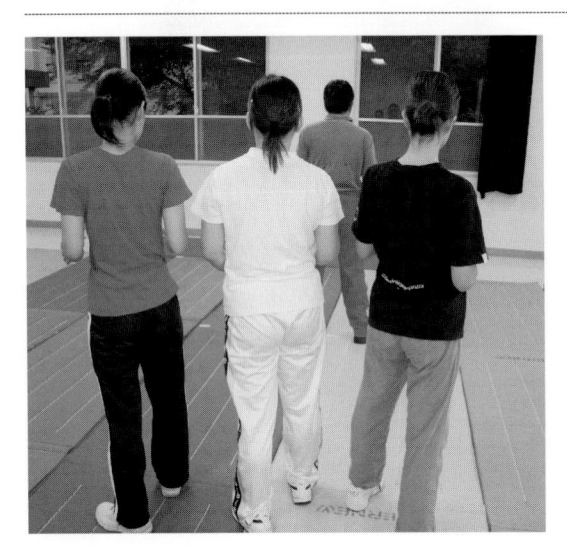

【うしろ向きの相手に対して】

←基本的にはディエスカレーションを試みる。
　状況によっては相手に気づかれないように接近したり、声をかけずに行動制限にとりかかる場合もある。

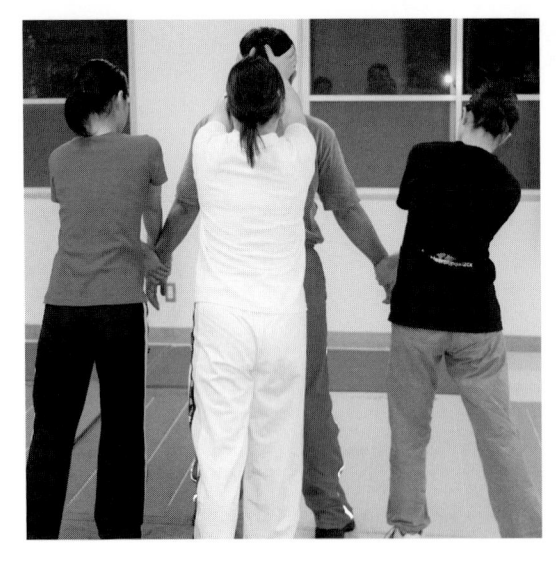

手順1

リーダーの「ゴー」の合図で、両サイドの人は相手の両腕をつかむ。
リーダーは、つかめれば相手の後頭部を支える。

> **❗POINT ①**
> 相手の手首をつかむこと。

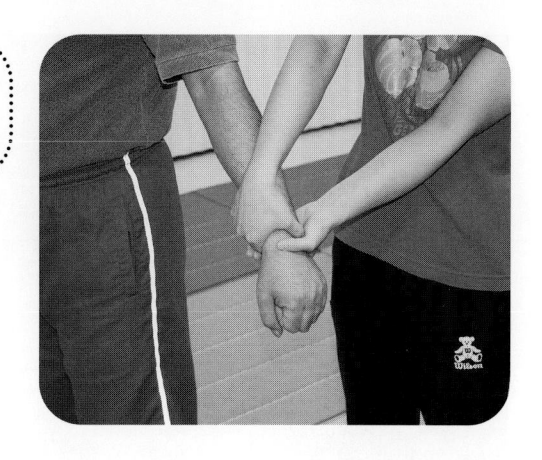

手順2

両サイドの人は内側の足を軸に、体をリーダーの方向に回転させながら、つかんだ腕を上げる（相手の斜め前に立つことになる）。

> **❌NG**
> 腕を頭より上に上げてしまうと、相手の体が倒れなくなってしまう。

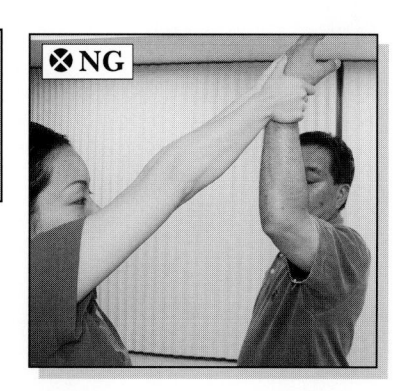

手順 3

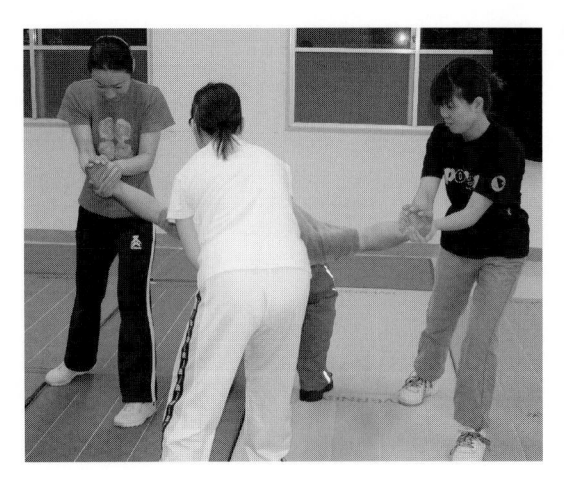

両サイドの人が、相手の手のひらをリーダーがいる方向の床に向かって返すと、自然と相手の体がリーダーのほうに倒れてくる。
リーダーは恐怖心を抱かせないように、床に頭をぶつけないように注意しながらしっかりと相手の頭を支える。

❗POINT ②
手の甲を両親指で押すようにすると手首が返り、相手は立っていられなくて、自然に体が倒れる。

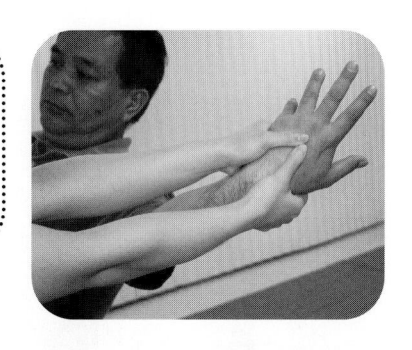

❌NG
相手の肘が曲がると肩関節のねじれが利かず効果がない。肘を伸ばした状態で手首を返すこと。

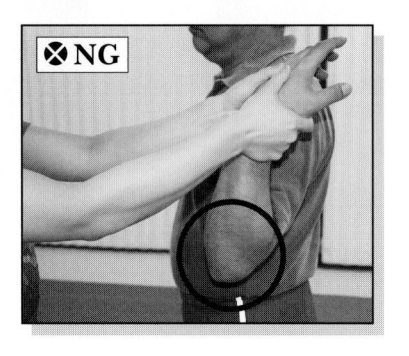

❌NG

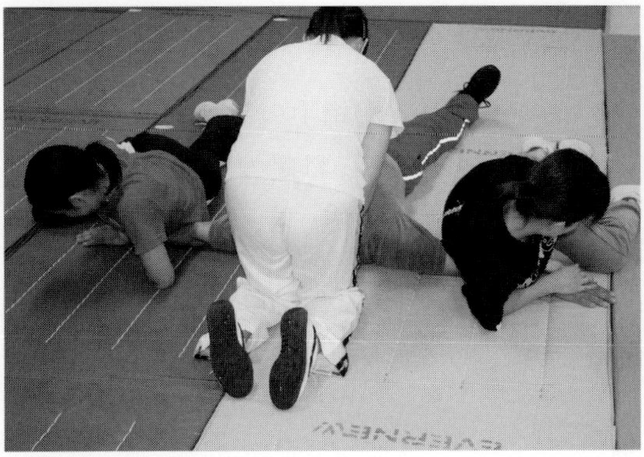

手順4

床に仰向けにしたらリーダーは頭を押さえる。両サイドの人は相手の肘を伸ばし、手のひらが床に向くようにして、手首付近に自分の胃の部分を乗せ、動きを制限する。

←肘屈曲は主に上腕二頭筋でおこなうが、非常に強い筋なので、前腕回内、肩関節内旋させて手関節～前腕までを押さえるのがよい。
　基本的に手関節などの「遠位」を押さえるほうが、相手にとって大きな力が必要となる。

⊗NG

aのように相手の肘付近を押さえると腕力に負けてしまうと同時に、体幹部の動きを制限し、呼吸の妨げになるため注意する。
　また、bのように相手の手のひらが天井を向いていても相手の腕の力に負けてしまう。

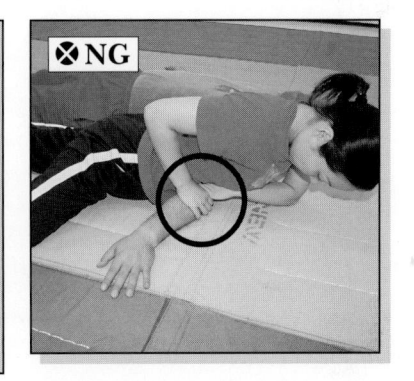

a

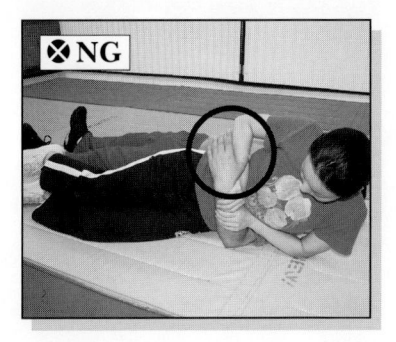

b

手順5

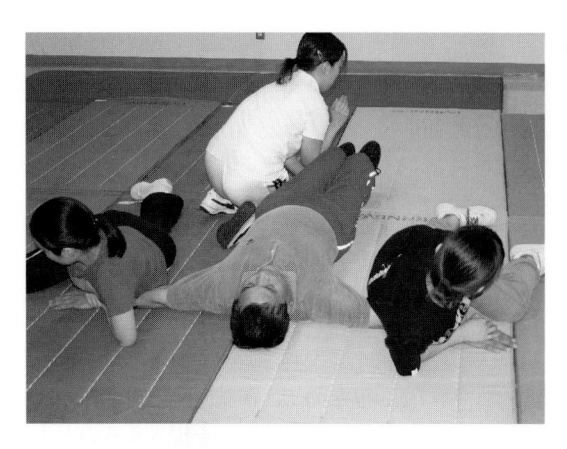

両サイドの人が相手の腕の動きを制限できたら、リーダーは足のほうへ移動する。

> **!POINT ③**
> 相手に蹴られやすいので前腕で防御しながら近づく（相手の膝に前腕を当てるようにする）。

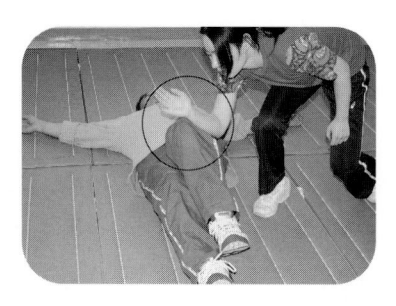

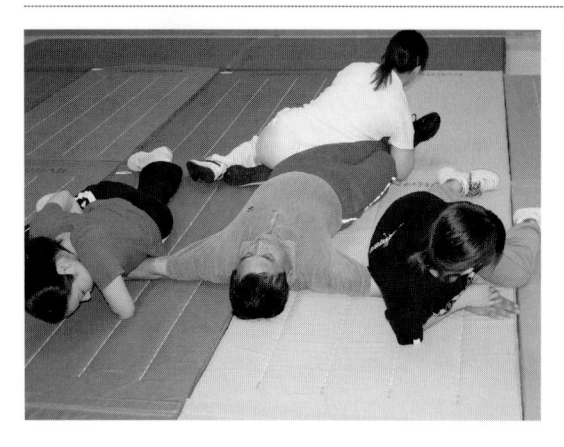

手順6

リーダーは相手の右足の上に左足が乗るように交差させ、交差させた足首に左手を通し、足の動きを制限する。
この体勢で相手が落ち着くまで時間をかけ話しかける。

足首の固定のしかた。力が入りすぎると痛みを伴うので注意する。
膝を伸ばしたほうが、大腿四頭筋が働かないので、有効である。

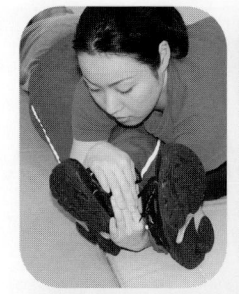

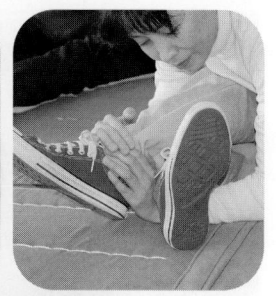

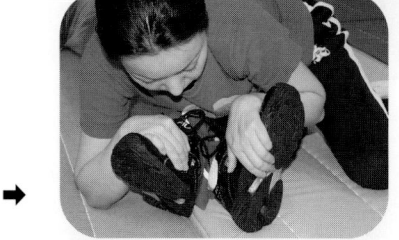

手が足首に入らない場合は両手で写真のように固定し、動きを制限する。

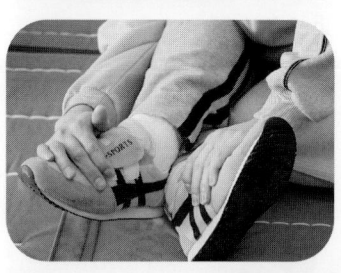

⊗NG
写真のように右足のつま先が倒れていると、すぐに足を抜かれてしまう。相手の右足のつま先が上を向くようにするのがコツ（右足のすねの上に、左足のふくらはぎがくるようにする）。

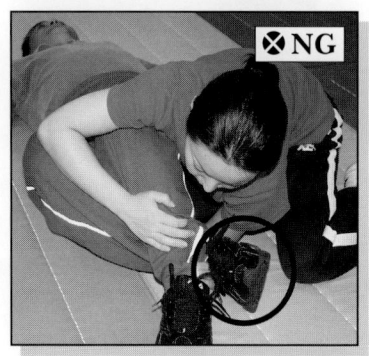

★ここまでが床に仰向けにする技術である。他の部屋への移動、注射などのためには、うつ伏せになってもらう必要がある。以下、そのための技術を解説する。

手順 7

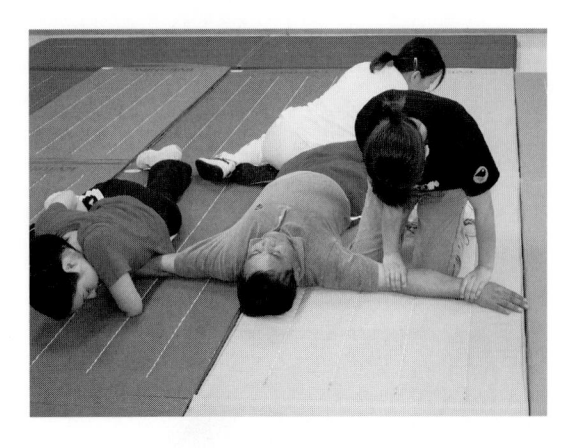

うつ伏せにする必要があるとリーダーが判断したら合図をし、両サイドの人は相手の腕の動きを制限したまま、体を起こす。

> **❗POINT ④**
> 左右のスタッフは、安全を確保するために必ず片方ずつ体を起こすこと（どちらが先でもかまわない）。

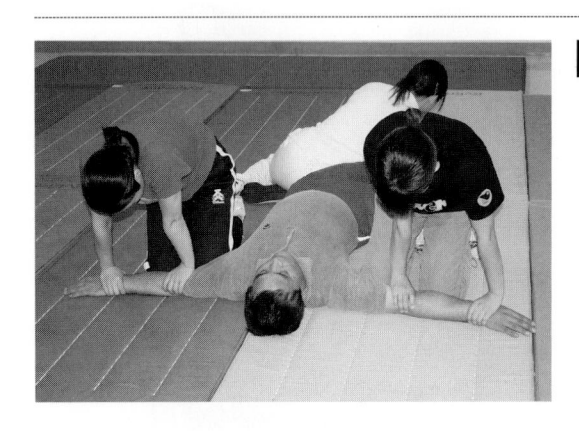

手順 8

2人とも体を起こす。

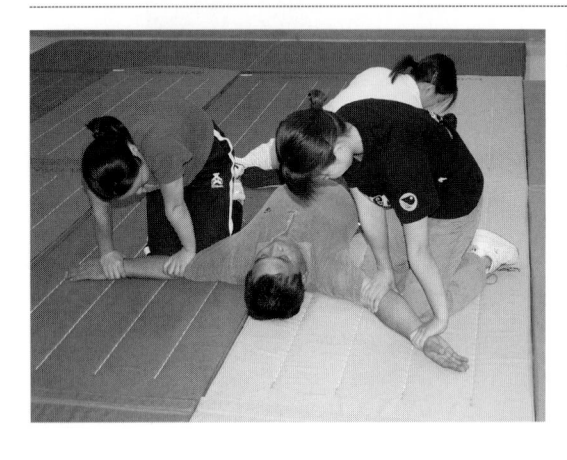

手順 9

リーダーの合図に従って、片方の人（この場合、右側の女性）が相手の手のひらを天井に向けた後、反転するスペースを確保するため頭側に移動する。
移動したら、リーダーに「OK」などと声をかける。

> **❗POINT ⑤**
> 手のひらを天井に向けてから移動する。

> **❌NG**
> 手のひらが床を向いた位置だと肩関節がねじれた位置にあり、外転90度以上にすると肩を痛めるので注意が必要。

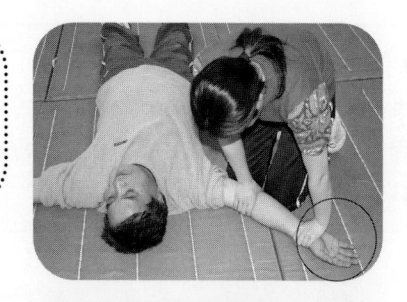

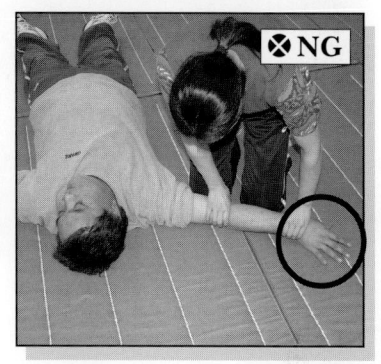

手順10

リーダーは反対側のスタッフに合図をする。その合図を受け相手の肘と手首（固定した状態のまま）を持つ。

掌屈位で握力を減じることができるため、写真のように手首を固定したまま、腕を伸ばすように引っ張ってもOK。

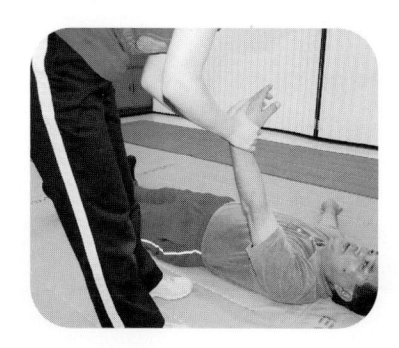

VI　チームテクニクス　　　4…仰臥位にして動きを制限する方法

⊗ NG

相手の腕の内側を持ってしまうと手首が固定できず、さらに自分の腕をつかまれる危険性がある。

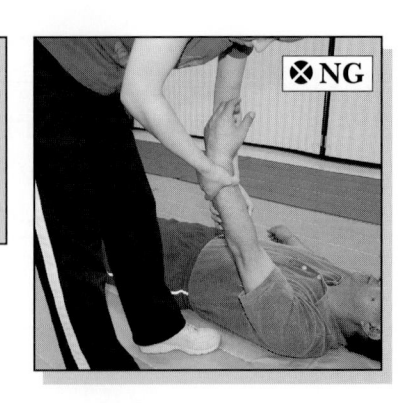

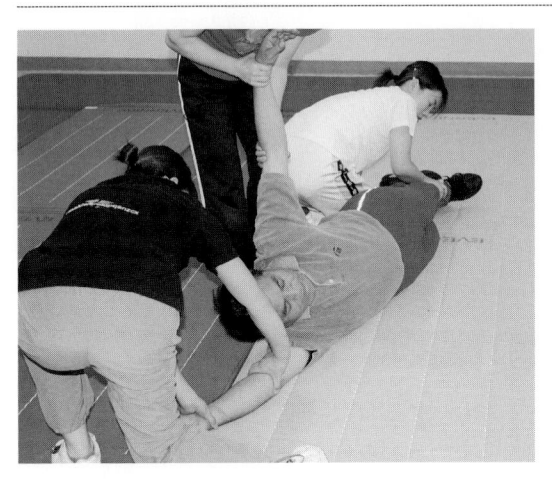

手順 11

相手の腕を伸ばすように引きながら、体をまたいで反対側へ移動する。反対側のスタッフは手首と肘を持ったまま他のスタッフの動きに合わせて移動する。

❗POINT ⑥

リーダーはスタッフの動きに合わせて、足首を転がすように回す。
うつ伏せになったらすぐに足首を固定する。

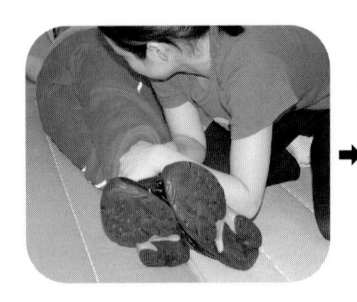

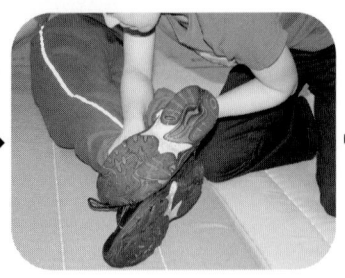

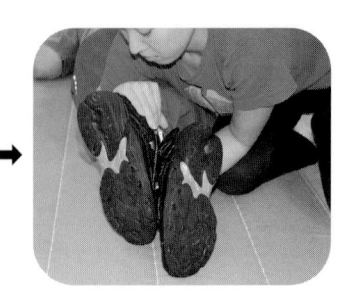

手順 12

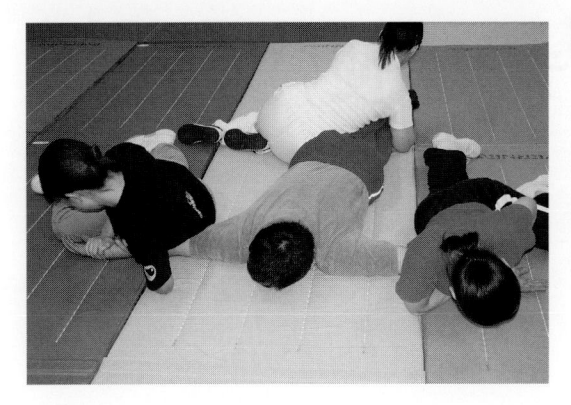

相手がうつ伏せになったら、素早く手首の上に自分の胃の部分を乗せ体重をかけ動きを制限する。
必要であればこの体勢で殿部に注射などをおこなう。

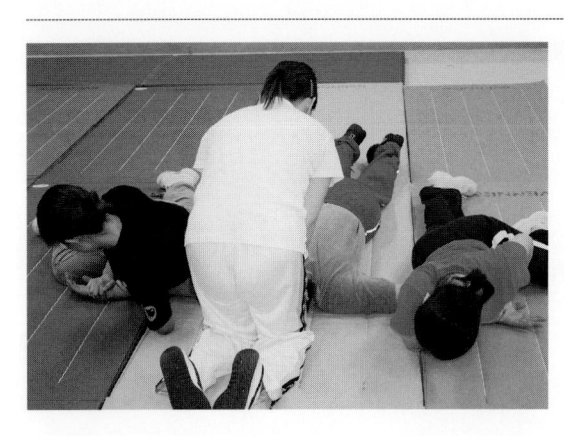

手順 13

リーダーは頭のほうへ移動し、相手の頭を保持するのと同時に、声をかけながら呼吸状態などの状態を観察する。
あとは「腹臥位にして動きを制限する方法」の手順12（p.186）以降の方法で、部屋などへ移動する。

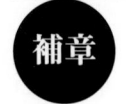

補章 このプログラムの使い方

● 必ず研修を受けてください

本書はあくまで、研修のためのテキストブックです。専門のインストラクターによる研修を受けていただくことにより、はじめて本書で紹介した技法の使用が可能になります。

研修を受けずにこのプログラムを使用することは認めていません。これは、テキストのみでは十分に技術が習得できない可能性があるだけでなく、誤って怪我をさせる危険性もあるからです。

● 研修の内容

研修は次のような内容でおこなわれています。

■ 講義
　暴力理論
　アセスメント
　ディエスカレーション
　身体介入法の原則
　ディブリーフィング
　倫理・法的側面

■ 実技
　ブレイクアウェイ
　チームテクニクス
　ロールプレイ（ディエスカレーション、身体介入、ディブリーフィング）

研修は主に5日間コースで、「講義」の後に「実技」をおこないます。実技では、基本手技の習得の後に、より実際的な介入技術を習得します。それとともに、ロールプレイを通じて、患者の感情の理解、どうすれば痛いと感じさせないで介入できるか、といったことを経験的に学習できるようにしています。

なお5日間は通常連続しておこなわれますが、分割開催も可能です。また、施設単位での導入も可能です。

● **トレーナー制度**

研修を含めた所定のコースを終了し、所属施設でこのプログラムを正しく普及させることができると判断された場合には「包括的暴力防止プログラム認定委員会」(下記)より「包括的暴力防止プログラム施設内トレーナー」の認定証が発行されます。

トレーナーは、自分の所属施設でこのプログラムを教えることができます。施設外への教育は、専門のインストラクターによりおこなわれます。

● **リフレッシュコース**

一度このプログラムの研修を受けても、技術を維持したり、さらに高めるためには、定期的なリフレッシュコースの受講が必要です。リフレッシュコースは、トレーナーの有資格者を対象にした1～2日のコースです。1年に1回は受講することをお勧めします。

● **包括的暴力防止プログラム認定委員会**

この委員会は、本プログラム開発者を中心とするメンバーで構成されています。

前述の「包括的暴力防止プログラム施設内トレーナー」を認定するほか、各施設において本プログラムが正しく運用されているかを評価します。

包括的暴力防止プログラムについてのお問い合わせは、下記までお願いします。
TEL──0952-52-3231　肥前精神医療センター（担当：西谷）
FAX──0952-52-3250
e-mail──shimosatos@adm.ncn.ac.jp
＊ホームページでも研修の日程をお知らせしています。
　　肥前精神医療センター www.hosp.go.jp/~hizen/
　　日本精神科看護技術協会 www.jpna.or.jp

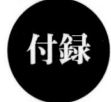

付録 職場における暴力対策ガイドライン

Guidelines on Coping with Violence in the workplace
1999年改訂版

国際看護師協会 International Council of Nurses

社団法人 日本看護協会 Japanese Nursing Association Contents 訳

訳注）この文書中の「看護師」とは、原文では nurse であり、訳文では表記の煩雑さを避けるために「看護師」という訳語を当てるが、免許を有する看護職すべてを指す。

> All rights, including translation into other languages, reserved. No part of this publication may be reproduced in print, by photostatic means or in any other manner, or stored in a retrieval system, or transmitted in any form without the express written permission of the International Council of Nurses. Short excerpts(under 300 words)may be reproduced without authorization, on condition that The source is indicated.
> 他の言語への翻訳権も含めて、この出版物は著作権を有しています。国際看護師協会（ICN）から文書による許諾を得ることなく、本書の一部または全部を何らかの方法で複写することや検索システムに登録することなど、一切の伝播を禁じます。但し、短い引用（300語未満）に関しては許可は不要ですが、その場合は出典を明記してください。

Copyright© by ICN - International Council of Nurses, 3, place Jean-Marteau, 1201 Geneva (Switzerland)

はじめに

　ヘルスケアが行われる場における虐待および暴力事件の増加は、質の高いケアの提供を妨げ、個人の尊厳とヘルスケア提供者の自尊心を脅かしている。各国看護師協会（NNAs）は、既にその危険を認識しており、それが各々の会員の専門職としての生命と個人としての生命の両方にマイナスの影響をおよぼすことを立証している。そして、この重大な職業上の危険を排除するための方策を実施しているところである。

　このガイドラインは、ICN 所信表明「看護職員に対する虐待および暴力」を補足するものであり、その目的は以下のとおりである。
1　看護職員に対する虐待および暴力の広がり、発生率、影響について検討すること
2　暴力事件に対する看護師の反応を明確にすること
3　職場に影響を及ぼす、主要な安全確保の要因を明確にすること
4　職場における暴力に取り組み、削減／排除することを目的とした方策を提供すること

定義

　このガイドラインで使用する主な用語は、以下のように定義する。
虐待　個人の尊厳と価値に屈辱を与え、おとしめ、または敬意の欠如を示す行為[7]。
セクシュアル・ハラスメント　ある人が不快な思いをし、不要で一方的かつ嫌悪される、性的性質を持つ行為で、その人物に対し、脅し、屈辱、当惑を引き起こすもの[22]。
暴力　他者に対して破壊的であること[2]。

職業上の危険としての暴力

職場における暴力は様々な形で現れる。その形態には、言葉による虐待、身体的暴行および殺人などが含まれる。

看護職員に対する暴力の広がりは、他の専門職の場合と比較すると重大な問題である。ペンシルベニア州（アメリカ合衆国）で1990年に実施された研究では、回答のあった救命救急室勤務の看護師のうち36％が、過去12ヶ月間で少なくとも一度は身体的暴行を受けていた。一方、保護観察官および監察官で同期間に身体的暴行を受けたのは、調査されたうちの6％にすぎなかった[11]。

以前は、暴力事件は病院の中でも特定の部署で発生していたが（例えば、救命救急室や精神科病棟）、これはもはや当てはまらなくなっている。「精神科に代わり、一般患者病室が第二番目に暴行の頻発する領域になっている」[21]と最近の研究は示している。このように暴力が全体的に増加する傾向は、都市のスラム化した地域や都市圏だけでなく農村地域も含めて、あらゆるヘルスケアの場で見られることである。

ヘルスケア提供者の中で、職場で暴力を受けるリスクが最も高いのが看護師である。被害を最も受けやすいのは、救急隊員と並んで、看護学生、スタッフ看護師、主任看護師となっている[8]。

看護職員への身体的暴行のほとんどは、もっぱら患者によるものであるが、患者の家族、他のヘルスケア提供者（同僚看護師や医師などを含む）や、「侵入者」（看護職員に近づく正当な理由のない者）による虐待あるいは暴力の報告事例もある。

職場で男性看護師が虐待や暴力の被害を受けることがあるのは事実であるが、これは比較的最近の現象である。頻度は少ないが、同じく見過ごせないことである。

虐待の中でも特定の形態であるセクシュアル・ハラスメントが、憂慮すべき頻度で看護師に起こっている。調査文書には、セクシュアル・ハラスメントが大きな広がりを見せていることが示されている。例えば、インタビューを受けた看護師のうち、イギリスでは69％[3]、アイルランドでは48％[13]、アメリカでは76％[6]がセクシュアル・ハラスメントの経験があった。イギリスのある研究では、報告のあったセクシュアル・ハラスメント事件114件のうち98件が女性であった[14]。重要なことは、セクシュアル・ハラスメントというのは一度きりで終わるのではないと考えるべきであるということである。実際には、セクシュアル・ハラスメントがあることを届け出なければ、時間が経つごとにその深刻さがエスカレートしていく傾向にあることが経験的に示されている。

暴力への反応

暴力を受けた看護師の、個人としての反応の仕方は、以下の要因によって決まる。
- 性格のタイプ
- 学習された心理的機制（意識的および無意識的）
- 物理的環境
- 社会的期待（文化的および専門職として）

暴力への反応は、非常に受動的なものから非常に能動的なものにまでわたる（図1）。看護師はしばしば「仕事の一部」として虐待や暴力に無抵抗に応じている。これは時に、一般の人々や司法当局の指導者にも認識されている残念な考え方である。1986年、暴力をはたらいた患者を訴えた2人の看護師の訴訟を担当した裁判官は、「当該の場所（精神科病院）で働くことへの同意は、暴行をうけることへの同意に等しい」と裁定した[4]。

暴力を回避するために、多くの看護師が虐待について知らないふりをしている。例えば、カナダでの調査によると、回答した看護師の30％がこの方法を選んでいる。また、この看護師のうち25％～30％が、この行動が役立ったと答えている[12]。しかしながら、このような行動は看護師と患者間の関係を妨げる可能性があり、この結果について真剣に検討する必要がある。

同調査では、ほとんどの回答者が"言葉による防衛"を利用しており、さらなる暴力を防ぐためには、これが概して有効な方法であったと考えている（拡大ケア／個人ケア施設を除く）。興味深いことに、この調査では、使用されている様々な手段の効果は、ヘルスケア環境および患者のカテゴリーまたはタイプに大いに依るものであるということが示されている[12]。

折衝または対決解決という方法は、すべてのヘルスケア環境における大多数の看護師が採用して

図1　暴力に対する反応

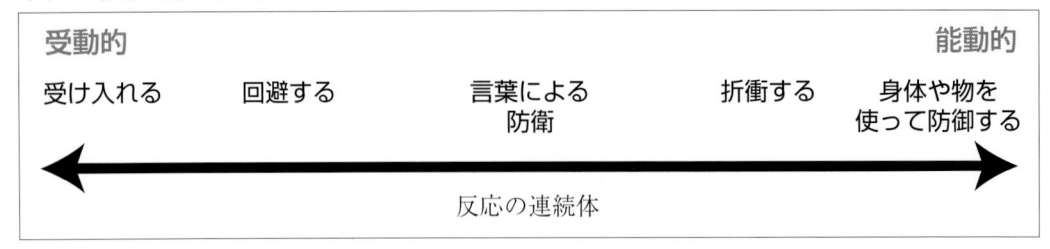

```
受動的                                                           能動的
受け入れる    回避する    言葉による     折衝する    身体や物を
                        防衛                       使って防御する
←─────────────────────────────────────────→
                    反応の連続体
```

おり、精神科、外来、地域ケアにおいては最も有効であると考えられている[12]。

使用度が最も低いのは、身体や物を使って防衛する手段である。しかし、この対応手段を使っている看護師の80％が、この行動が役立ったと答えている[12]。

倫理的および法的な点から、身体や物を使った防衛手段の使用には問題がある。スタッフが利用できる、暴行への主要な防衛手段は護身術である[15]と言われているが、多くの看護師はこの手段の使用には抵抗を感じており、護身術の使用には戸惑いがあるとの報告がされている。

例えば、オンタリオ州（カナダ）における調査で回答した看護師の70％は、たとえ自分が護身術のトレーニングを受けたとしても、暴力行為に身体を使って対処することは看護師として不適切であると感じている。しかしながら、同調査の看護師の半数以上（56％）は、職場における暴力を減らす方策として、護身術のトレーニングを支持したのである[16]。

虐待と暴力の影響

身体的暴力、言葉による虐待、およびセクシュアル・ハラスメントによる影響は、その広がりを考慮すると、重大な問題である。このような行為が引き起こす結果には、次のようなものが含まれる：
- ショック、不信、罪悪感、怒り、うつ状態、抑えようのない恐怖
- 身体的な傷害
- ストレスの増大
- 身体的不順（例：偏頭痛、嘔吐）
- 自尊心の喪失および専門職者としての自己の能力への信頼の喪失
- 無力になるほどの自責
- 無力感と搾取されているという感情
- 性的障害
- 職務の遂行に悪影響をおよぼし、そのために提供するケアの質を低下させる可能性がある回避行動
- 対人関係への悪影響
- 仕事への満足感の喪失
- 無断欠勤
- スタッフの勤労意欲と能率の低下
- 看護師の退職率の上昇
- 患者、スタッフ、および近親者の不安

言葉による虐待の影響を軽視してはならない。言葉による虐待の影響は、身体的暴行の場合と同様であり、ケアの提供に深刻な影響をもたらす。看護師の離職率の少なくとも18％が言葉による虐待に関係があり、その結果、多くの看護師が看護キャリアを離れることを選んでいるということが、最近の調査によって立証された[23]。必然的に、有資格看護師の離職は、スタッフ不足になりがちなヘルスケア・ユニットの負担を増大させることとなる。

暴力は本来破壊的なものであり、被害者だけでなく目撃者にも甚大な悪影響をもたらす。そのような衝撃的な出来事を目撃することのなかった近しい同僚さえも、同じように心的外傷後ストレス障害の症状を表したということが明らかにされている[19]。

このような事件は、短期的、長期的にかかわらず、忘れがたい痕跡を残す。ある調査では、患者に身体的暴行を受けた看護師の犠牲者のうち18％（61人中11人）が、暴行後6週間にわたる、中程度から重症の心的外傷の症状を経験し続けたことがわかった。長期追跡調査では、回答した者のうち16％（25人中4人）が1年後もまだその症状に

苦しんでいることが浮き彫りになった[17]。暴力が、個人としても専門職者としても看護師を傷つけ、また、看護師の人生と、看護師が寄与するヘルス・サービスの質を変えてしまうことは明らかである。

さらに、看護師への暴力は、有資格看護師を採用し、雇用継続を図るうえで、専門職の機能をも低下させるのである。

事後反応

暴力が発生すると、必要な場合には傷害の治療が優先される。治療の要・不要にかかわらず、看護職員は以下の反応のいずれかを選ぶ傾向がある。

- 回避……これには、問題を回避する場合と、暴力を犯した者を回避する場合がある。職務遂行への妨げが明らかであり、問題解決は不可能である。
- 否認……心的外傷を引き起こした出来事はしばしば抑制される。問題解決は不可能であり、不適切な行動が現れる場合がある。
- 話し合い……事件について、チーム・メンバー、家族および／または友人と非公式に話し合う。ある調査によると、チーム・メンバーとの話し合いが最もよく使用されており、暴力が将来発生することを予防するうえで効果的だと考えられていることがわかった。一方、家族および／または友人との話し合いは、暴力の予防に役立つとは考えられていない[12]。
- 報告……正式に報告される事件は、5分の1であると推定される。このような事件を訴える看護師の多くは、真剣に取り上げられていないと感じ、報告しても無駄だと考えている。暴力事件の報告に関して言えば、雇用者は、無言の拒絶や懲罰の恐れを看護師に感じさせることなく報告を奨励しているというよりは、むしろ、事件に対する患者からの悪評を恐れて、報告を提出させないように大きな圧力をかけている。
- カウンセリング……イギリスの調査では、暴力事件後にカウンセリングや事後の支援を受けたことのある者が、回答者のわずか14.9％であった[18]。カウンセリング・サービスは、暴力の犠牲者と事件に間接的に関与した人々の両方にとって良い効果があることが確認されている。暴力の結果に具体的に対処するために、デブリーフィング技法が開発されている。感情を表す手法と精神医学手法の統合が、情動安定性を促進すると考えられる。感情へのケアは次のようでなければならない。「受容、尊重、理解を伝える。共感、安心、支援を伝える。感情を表すように促す。尊厳を失わないようにする。犠牲者を力づける。予測を持ったガイダンスをし、十分なフォローアップを約束する」[10]。法的カウンセリングも、しばしば望ましい場合がある。事件に関与した人全員の権利が正しく理解される、ということを徹底させることができるからである。
- 起訴……看護師には虐待行為を忍従する法的義務はないが、看護師が暴力を加えた者を起訴することは稀である。起訴することは、患者が暴力を振るった場合でも、しばしば専門職としてふさわしくないことであり、非倫理的であると見なされる。看護師はよく、攻撃的な行為を対処できないことで自分自身を責めたり、法廷で自己の能力や法的権利を弁護する用意が十分にできていないと感じる。しかし、起訴することは、損害補償を請求する手段としてだけでなく、看護師自身を癒すプロセスの一部として考えることもできるであろう。ただし、起訴はすべてのケースにおいて有効なわけではない。例えば、精神科患者は、自己の行為に責任があるとは見なされない。

職場における安全確保

雇用者は、安全な労働環境を整えなければならない。つまり被雇用者は、安全な労働環境を期待する権利がある。ヘルスケアの職場における安全確保は以下の要因によるものであり、高い安全水準に到達するためには、各要因を徹底的に調査し、適切な対策をとらなければならない。

□ 社会構造

伝統的に、女性に対する身体的暴力、セクシュアル・ハラスメントまたは言葉による虐待を暗黙のうちに認めている文化は多い。看護師による訴えは、「人間の本性」という名目から、しばしば軽視され、一笑に付され、無用なものとして考えられてきた。男性看護師に対する暴力の頻度は少ないが、やはり容認しがたいことである。女性およ

び男性の被害者の口を封じようとする圧力は強く、過少報告が、職場における暴力を排除または少なくとも削減させる効果的な対策の開発の妨げとなっている。個人の尊厳とプライバシーへの権利の尊重は、社会規範と行動規準に取り入れられなければならない。

□ 法的背景

先述したように、司法当局は、保健分野に雇用されているという事実は、攻撃の対象となることへの同意であると見なしている。したがって、（ヘルスケア提供者を含む）あらゆる個人が安全な労働環境にいる権利をもつことを支援する法律が導入されなければならない。

安全に関する問題を取り扱う特定法が制定されれば、雇用者に対策を義務づけ、その実施状況の監視方法を導入させ、法律違反の場合は懲戒処分を下すことができる。例えば、法律により、以下のようなことを要求することが可能となる。

- 病院に安全性の評価を導入すること
- 目撃された暴力事件を分析すること
- 識別された問題の是正計画を作成すること
- ハイリスクあるいは責任を負うべき被雇用者に、特定の教育義務を課すこと
- あらゆる暴行または暴力行為の報告を妨害する人物を懲戒すること

法制定はまた、ヘルスケア提供者への（言葉による、あるいは身体的）暴行に対する罰則の増加にもつながる[1]。

□ 臨床における問題

暴力の可能性を予測する信頼のおける手段は、まだ開発されていない。しかし、複数の調査では、ヘルスケア提供者が暴行をうける可能性が最も高い相手には暴力行為の前歴がある。また実際にほとんどの虐待をしている少数の患者であるという説が支持されている。興味深いことに、救命救急部門における暴行の有力な予測指標は、過去数時間以内に暴力を振るったかどうかであった[Kurlowicz, 1990]。

ある調査では、暴行あるいは破壊的行為の前歴がある患者のカルテに印をつけることにより、スタッフに対する虐待が91％も減少したことがわかり[5]、患者履歴を完全に取ることの重要性が強調されている。

すぐに起こりそうな暴力の可能性を示唆する最も有用な基準は、患者の自律神経系における変化である。発汗、顔面紅潮、瞳孔の大きさの変化、筋肉の緊張などは、看護師が使用する12の微妙な手がかりに含まれている[20]。その他の前兆としては、声の調子が高くなること、握りこぶし、顎の緊張、廊下を歩き回ること、などがある。看護師は、少し離れてアセスメントを行い、自分の本能を信じることを学ぶ必要がある。

調査の対象となった、暴力事件による傷害の大多数は、患者の暴力を阻止しようとしたときに受けており、これはより適切な抑制技術および／または職員配置の必要性を裏付けている。さらに職場では、隔離と同様に、化学的および医学的抑制に関するプロトコルと手順が開発されるべきである。そして、そこにはヘルスケア提供者および患者の権利と同じく、治療の正当性が考慮されていなければならない。

□ 組織の風土

組織の公式な方針と経営姿勢は、職場の風土に大きく作用する。個人の安全と尊厳がどの程度重要と考えられているかは、労働環境における安全に大きな影響をおよぼすであろう。

経営者の看護職員に対する伝統的な「パターナリスティック（父権主義的）な」態度は、多くの看護師に依存と無力感を感じさせ、暴力事件に対応することができないときには、自責の念にかられてしまうのである。これらのことが、犠牲者が罰せられるというプロセスを助長してきたのである。これに反して経営者は、職場における虐待、セクシュアル・ハラスメントおよび暴力を許さないという、首尾一貫した強いメッセージを放つことが必要である。信頼のおける苦情処理機関を含んだ、明文化された方針と手順とともに、すべての被雇用者の行動規準にこのような姿勢が組み入れられなければならない。

前向きな組織風土には、以下のような側面がある。

- 経営者は、スタッフが自分の権利、法的遵守事項および責任を認識するように徹底している。
- 暴力を許さないと表明している。
- 安全確保の方針の作成が、多分野にまたがって

取り組まれている（管理、看護、医学、警備、補助スタッフ、院内スタッフ）。
- 暴力を振るう患者の入退院についての決定を、医師および看護師が連携して行っている。
- 危険を識別し、それらを削減するための方策を開発するために、安全確保の要因について定期的に調査している。
- 継続教育プログラムが、暴力を含む職業上の危険を抑制するために開発されており、そのプログラムに出席するために十分な勤務体制が配分されている（「スタッフの能力」を参照）。
- 職員配置が被雇用者の安全確保を保証したうえで決められている。これは、スタッフ不足や臨時スタッフの起用が、ヘルスケア・ユニットにおける暴力事件の増加に関係があると考えられているからである。
- ケアの質とスタッフの能力が、最良のレベルに維持されている。
- 非熟練職員に対する監督責任が、専門職スタッフに合理的に割り当てられている。
- ヘルスケア・チームのスキル・ミックスが、患者のニーズに見合っている。
- スタッフが安全な業務プロトコルを導入し、それに従って自分の業務を整理することが認められている。
- 患者に、規則や方針が過度の拘束であると解釈されないよう、専門職スタッフにはある程度の自由が与えられている。
- 安全確保対策（例：警備員、十分な照明、警報装置、電話、警備付き駐車場）の実施と維持のために、資金が確保されている。
- 職員が利用しやすい支援体制（例：医療サービス、信頼のおける苦情処理機関、精神保健専門職が加わっているデブリーフィング・チームによるカウンセリング・サービス）がある。
- 攻撃的事件の前後対策の管理に対する、責任と監督責任が明確に打ち出されている。
- 交通・輸送に関する方針に、職員の安全確保リスクが考慮されている。
- 様々なヘルスケア・ユニット／サービス間の患者の移動と管理が合理的で、関係者にとってわかりやすくなっている。例としては、救命救急室で長く待たされることや、必要なサービスや説明を得られないことが、暴力の原因の一端となっている。
- ハイリスクな行動と場所が認識され、特別な対応が行われている（例：麻薬の現場保管、現金取り扱い機能）。
- 特殊なリスクに対処するための、外勤者向けの方針が展開されている（例：本部への定期的な報告、ハイリスク領域にペアで訪問すること、特定の任務には警察の支援があること、ハイリスクな状況にとどまるか立ち去るかに関する明文化されたプロトコル）。

☐ 物理的環境

ストレスを強めたり、暴力の引き金になるような物理的環境の要因を削減するためには、あらゆる対策を講じる必要がある。これらの対策は、これまでにも病院や保健所で取られてきたが、その他のヘルスケア施設でも同様に適用できる。そのような対策の例としては、以下のものが含まれる。
- 安全な通勤経路を提供する。
- スタッフの居住区も含めて、病院構内への一般出入口の数を最小限にする。
- 訪問者用の出入り口を1ヶ所に限る。
- 表玄関、訪問者用通路と救急部門の近辺には警備サービスを配置する。
- 職場の近距離に、スタッフ用の駐車場を配備する。
- 十分かつ効果的な照明を設置する。
- 適切な患者用通路を設置する。
- 職員用スペースを十分に取った、広くて静かな受付部門を設置する。
- 公衆トイレを設置する。
- 攻撃を促すことのないような配色をする。
- スタッフが受付部門を定期的に監視できるようにする。
- 待合時間に行うこと（例：読み物、テレビ）を提供して、退屈感を軽減する。
- 武器として使えないような家具、備品、調度品を選ぶ。暴力発生時には、ペン、聴診器、コード、椅子などは危険物になりえる。
- 室温が調整されている。
- 適切な場所に警報システムを設置する。
- 治療区域と公共スペースを離す。
- スタッフ用の連絡通信装置を配備する。
- 来訪者には、金属探知機でスクリーニングを行

う。

□ **スタッフの能力**

不十分なトレーニングは、暴行が横行する要因として認識されており、事実、暴行行為に対する管理トレーニングを行うことによって、暴行による傷害の数を減少させることができるということが、3つの研究で示されている[9]。

暴力に対処するには、姿勢が重要である。このような事件によって看護師が自分自身を責める傾向は、排除されなくてはならない。しっかりした方針を作成し、誠実に実施するつもりがあるならば、暴力を許さないという姿勢は絶対不可欠なものである。

したがって、包括的な教育プログラムには、以下の事項が含まれる。

- 過去のデータに基づくリスク・レベル
- 職員と経営者の法的および倫理的権利と責任
- 攻撃的な患者に関する、雇用者の方針と手順（例：予防、管理、フォローアップ）
- 攻撃的行為の医学的／精神医学的／社会的原因
- ヘルスケアが行われる場において暴力を誘発する引き金
- 暴行のサイクル
- 暴力が起こりそうな状況の認識
- 暴力行為がエスカレートすることを防ぐ技術
- 紛争解決の技術
- アサーティブネス・トレーニングとデブリーフィング技法を含むコミュニケーション・スキル
- 医学的および身体的拘束の技術
- 事後管理と分析

□ **各国看護協会の見解**

各国看護師協会（NNAs）は、その会員の関心事項に取り組み、看護師の専門的目標と個人的目標の達成を確実にし、看護師が安全な労働環境において専門職として実践が行えるような方針を促進しなければならない。NNAs およびその指導者が表明する公式および非公式な見解は、看護師、その同僚、雇用者、立法者、および一般の人々が取り入れる見解に大きな影響を与える。

NNAs は、様々なプログラムを通じて、以下のような事項を提供できる。

- 看護職員に対する虐待および暴力に関する所信表明
- 関連問題に対する、看護界、ヘルスケア提供者、関係当局、一般の人々などの意識を高めること
- 「職場における暴力対策」に関するガイドライン
- 現場でも、様々な報告／補償要求手順の最中でも、個々のケースへの支持または支援をフォローアップだけでなく即時に行うこと
- 暴力の防止に関する学校教育
- 看護師が暴力事件によって自責の念をおこす傾向をなくすような協力的な看護文化を創りだすことへの支援
- 看護のポジティブなイメージと、尊厳および個人の安全への看護師の権利を尊重する看護カリキュラムに関する協議

図2 安全確保：決定要因

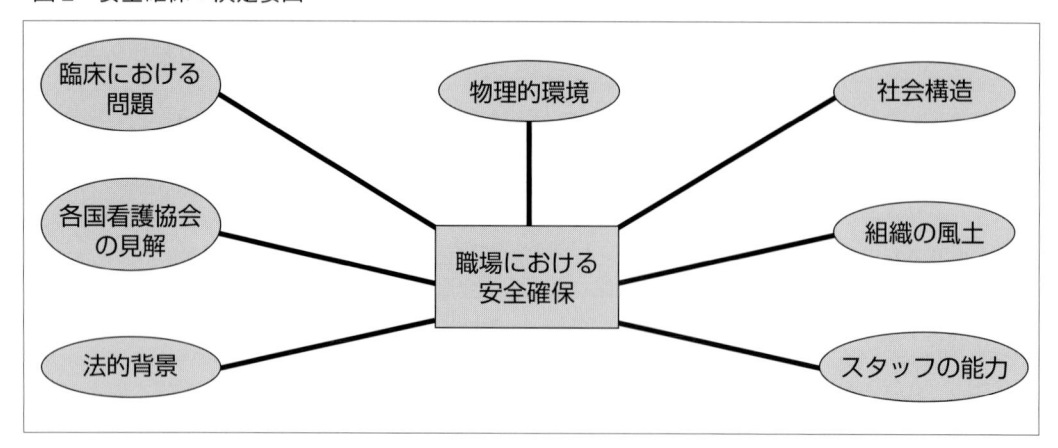

- 暴力とその管理に関する継続教育プログラム
- 暴力をテーマとした文献目録
- 暴力の犠牲者となった会員へのカウンセリング・サービス(感情的、身体的、法的)
- 暴力行為を行った会員へのカウンセリング・サービス(感情的、身体的、法的)
- 暴力に対するしっかりした方針作成のための統計および事例に関する支援
- 暴力に対する方針を求める陳情活動/ネットワーク支援
- 安全な労働環境への看護師の権利擁護
- 質の高いケアを提供し、十分な職員配置を維持し、安全な行動パターンを促進する業務方法の開発支援

暴力への取り組み

以下に、前述した調査で実証されたポイントをいくつかまとめてみる。
- 社会における暴力は、ますます増加している問題である。
- ヘルスケア提供者の中でも、看護職員は特に職場における虐待や暴力の犠牲者となっている。
- 看護師は、暴力事件に様々な形で対応しており、その対応の成功の度合いも様々である。
- 暴力は極めて破壊的なものであり、看護師の専門職としての生命と個人としての生命だけでなく、提供されるケアの質にも悪影響をおよぼすものである。

職場における暴力が看護師の関心事項や専門職の課題として認識されたら、NNAsは、そのような事件の排除、または少なくともそれを削減するための適切な方策を開発する必要がある。看護職員がそれぞれの労働環境において経験している、虐待および暴力の増加への対策として、以下にあげるステップの使用を勧める。

1　リスク行為と環境的誘引を認識する

暴力行為に関連があると認識されているリスク因子は以下のとおりである。
- 攻撃的または暴力的行為の前歴
- 痴呆の診断
- 薬物またはアルコールによる中毒症状
- 環境または治療自体の特性

以上のリスク因子に関する十分な情報を、暴力事件にかかわる可能性のある職員全員と、そのリスクがあるスタッフの責任者に広めなくてはならない。

2　リスク因子を削減/排除する予防対策を講じる

リスク因子が認識されたら、それらを労働環境から削減/排除する方策を開発し、適用し、実施しなくてはならない。実際のNNAsの役割は直接の関係者によって異なるが、何よりもまず、NNAsは看護師の擁護者となり、安全な職場への看護師の権利を擁護しなければならない。適切かつ安全な業務方法、安全確保対策、信頼の置ける苦情処理機関を労働環境に導入および維持するように折衝することは、暴力にかかわる看護師の懸念に対する基本的な対応である。

NNAsは、雇用関係団体やその他のヘルスケア団体の関係者と会合し、看護師の懸念事項を表明し、看護師とその他のヘルスケア提供者を軽視した行動を許さない環境を整える支援を求めなくてはならない。

3　暴力発生時の事故管理体制を適用する

NNAsは、暴力事件に巻き込まれた会員を支援するために、会員が暴力問題を認識し、基礎教育課程や継続教育課程において暴力管理技術を習得できるように徹底しなくてはならない。

4　関係者全員が効果的な支援体制を利用できるようにする

雇用者には、暴力の犠牲となったスタッフへの効果的な支援体制を整える責任があるが、NNAsは、職場におけるこのような体制の導入または検討を求める圧力団体として機能することができる。もしこのような体制が実現できない場合、NNAsは、暴力事件後の相関的な即時支援対応策を含めて、自身の構造基盤の中に、会員のニーズに見合った体制を開発しなくてはならない。面接はしばしば心的外傷の原因になりやすいため、報告手続時（ヘルスケア・ユニット、警察）には同伴者が必要である。事件によるショックは、時に、事件後数日間にわたって、次第に大きく感じられることがある。

もしNNAsの資源が許すならば、有用なオリエンテーションと法的支援が行われるよう、法律家を雇うことも可能である。もしこれが不可能ならば、協会は、これらの問題を専門に取り扱う女性ボランティア団体（例：レイプ・センター）や、法律家の専門職協会または最終学年の学生が法律サービスを提供している法科大学と協力関係を作ることもできる。

もし看護師が暴力行為の実行者となった場合、協会は、異なった性質のカウンセリング・サービスや支援サービスを提供しなくてはならない。

5　信頼のおける記録を保持する

統計データは、リスク因子の識別、傾向分析、効果的な予防対策の開発およびこれらの対策の評価のためにとても重要である。NNAsは、そのような調査を行い、他の団体と協力し、収集したデータを立証し、そして／または分析および方針決定に参加することができる。

6　暴力事件とその管理について評価する

協会や雇用者だけでなく、関与した看護師もまた、暴力と攻撃的な行為への規制を評価する必要がある。方針および手順の適用の継続に関する判断は、現在の業務への妥当性を維持するうえで重要である。

7　調査結果に基づいた適切な勧告を作成する

方針や手順の妥当性と適用の継続が決定されたら、暴力事件に関与する可能性がある関係者全員に、その見直しと正当性について提示しなくてはならない。それによって、行動規準の中にその改訂事項を組み込むことができる。

セクシュアル・ハラスメント

セクシュアル・ハラスメントは、虐待および暴力の一種と見なされる。現在では、セクシュアル・ハラスメントの最たるものであるレイプが、性的な誘惑ではなく、支配力の欲求が動機となっているということが広く認識されている。したがって、暴力への対策として勧める管理技術の多くは、セクシュアル・ハラスメントの管理方法としても適用される。

セクシュアル・ハラスメントと暴力への身体的および感情的反応は酷似しており、いずれの場合も、訴えが認められると、その犠牲者を当惑させ、罰してしまう傾向がある。また、どちらのケースにおいても、犠牲者は職を失うという恐れを経験する。

予防プログラムの一端としてセクシュアル・ハラスメントの明確な定義は必要である。そして、この種の訴えを処理するうえで、信頼のおける苦情処理機関が一層必要となる。スタッフ全員が方針、調査手段、懲戒手順を理解できるように、教育プログラムが提供されなくてはならない。

ＩＣＮの見解

国際看護師協会（ICN）は、セクシュアル・ハラスメントを含む、看護職員に対するあらゆる形の虐待と暴力を非難する。この種の行為は、個人の尊厳と高潔に対する看護師の権利の侵害と見なされる。さらに医療現場における暴力は、有益な患者サービスの提供を脅かすものである。質の高いケアが提供されるためには、看護職員に安全な労働環境と敬意ある対応が約束されなければならない。看護職員は、最もハイリスクと考えられる労働者カテゴリーの1つであるため、看護職員に対する虐待および暴力の排除には特別な注意が向けられてきた。しかしながら、国際看護師協会は、あらゆる分野のヘルスケア提供者、被雇用者または一般市民に対してもそのような行為がなされることを強く非難することも強調しておかなくてはならない。

◎参考文献

1　Boucher, Debby. Recommendations for legislative approaches to violence in the health care setting. Presentation Conference Violence : Nursing debates the issues. American Academy of Nursing. Washington. 1993.

2　Center for Workplace Advocacy / Labor Relations. Slide set No.2. American Nurses association.1993.

3　Counter-Attack. Nursing Times, December 30 1992. 88:52.

4　Cust, K. Assault : Just part of the job? The

Canadian Nurse. 82(6), 1986. p.19-20

5 Drummond, DJ, Sparr, LF, and Gordon, GH. Hospital violence reduction among high-risk patients. JAMA. 261(17). 1989. p.2531-2534

6 Grieco, A. Scope and nature of sexual harassment in nursing. Journal of Sex Research. 1987, 23 : 2. p.261-266.

7 Hadley, M. Background paper regarding abuse of nurses in the workplace, Alberta Association of Registered Nurses Newsletter. 46(9), 1990, p.6-9,

8 Health services Advisory Committee. Violence to staff in the health services. London, UK. 1987. p.2-3.

9 Lipscomb, Jane. An overview of the problem with policy recommendation regarding research. Presentation at Conference Violence: Nursing Debates the Issues. American Academy of Nursing. Washington. 1993.

10 MacFarlane, Ellen, Hawley, Patricia. Sexual assault : Coping with crises. The Canadian Nurse. June 1993. p.21-24.

11 Mahoney, Beverly Saxton. Doctoral dissertation. 1990.

12 Manitoba Association of Registered Nurses. Nurse Abuse Report. Winnipeg, Canada. October 12, 1989. p.16.

13 Mrkwicka, Lenore. Sexual harassment is no laughing matter. World of Irish Nursing. Nov/Dec. 1993. 1:6. p.29.

14 Negotiating for equality. COHSE. Banstead, Surrey, UK. 1992.

15 NSW Health Department. Policy and guidelines for the minimization and management of aggression in NSW public health care establishments. February 1992.

16 Nurse Assault Project Team Executive Summary. Registered Nurses Association of Ontario. 1991.

17 Poster, Elizabeth C. and Ryan, Jane. Nursing staff responses to patient physical assaults. Presentation at Conference Violence: Nursing Debates the Issues. American Academy of Nursing. Wathington.1993.

18 Royal College of Nursing. Violence and Community Nursing Staff. London, UK, March 1994. p.1.

19 Schwartz, Joseph, Rizzo, Judy, Kettley, John. Surviving a violent tragedy : Preventing post traumatic stress response through early intervention. Presentation at Conference Violence : Nursing Debates the Issues. American Academy of Nursing. Washington, 1993.

20 Study by Patricia Clunn (1975) quoted by Patricia MaCarty in RNs use cues to predict violence. The American Nurse. April 1992. p.6.

21 Survey conducted by the International Association for Healthcare Security and Safety (1989) quoted in The American Nurse, June 1993. p.12.

22 The Irish Nurses Organization and the National Council of Nurses of Ireland.: Sexual harassment at work. Dublin. 1993.

23 Worthington, Karen : Taking action against violence in the workplace, The American Nurse, June 1993. p.12.

◎追加参考文献

1 ILO. When working becomes Hazardous. World of Work. ILO : Geneva. 1998. WHO

2 Paterson, B.McCornish, A.Bradley, P. Violence at Work. Nursing Standard. 10 Feb. 1999. P.43-46

3 UN. Womem and Violence. Human Rights. UN: NY.1996

4 The World Health Report 1997 : Conquering suffering, enriching humanity. WHO:Geneva.1997 54

●文献表

Almvik, Woods, Rasmussen 2000. The Broset Violence Checklist. Journal of Interpersonal Violence, 15(12), 1284-1296.
朝日新聞 2005. 風韻「純粋な心を見つめてきた」. 2005年2月26日夕刊.
浅井邦彦 2000. 精神科医療における行動制限の最小化に関する研究. 平成11年度厚生科学研究報告書.
Bailey RH 1977. Violence and Aggression. Time Life, Netherlands.
Beech B, Leather P 2003. Evaluating a management of aggression unit for student nurses. Journal of Advanced Nursing, 4(6), 603-612.
Brammer LM 1997. Survey of threats and assaults directed to psychotherapists. American Journal of Psychotherapy, 35, 542-549.
Castaing J. et al. 2003. 図解　関節・運動器の機能解剖－上肢・脊柱編. 井原秀俊他訳. 協同医書出版社.
Chabora N, Judge-Gorny M, Grogan K 2003. The Four S Model in action for de-escalation : an innovative state hospital-university collaborative endeavor. J Psychosoc Nurs Ment Health Serv, 41(1), 22-28.
Cox 1987. Verbal abuse in nursing: a report of a study. Nursing Management, 18(11), 47-50.
Crowner ML (ed.) 2000. Understanding and Treating Violent Psychiatric Patients. American Psychiatric Press, Washington.
Ellis A, Talfate RC 1996. 怒りをコントロールできる人、できない人（野口京子訳. 金子書房）.
Farell GA, Gray C 1992. Aggression: A Nurse's Guide to Therapeutic Management, Scutari Press, London.
深田博巳 1999. コミュニケーション心理学. 228-229. 北大路書房.
藤野邦夫，藤野ヤヨイ 2004. 患者の抑制と職員への危害防止技術. 精神科看護，31(8),70-73.
Gorman LM, Sultan DF, Rains ML 1996. Davis's Manual of Psychosocial Nursing for General Patient Care. F A Davis Philadelphia, Pennsylvania. →池田明子監訳 1998. 心理社会的援助の看護マニュアル. 医学書院.
Haller RM, Deluty RH 1988. Assaults on staff by psychiatric inpatients: a critical review. British Journal of Psychiatry, 152, 174-179.
彦坂興秀 2003. 眼と精神（神経心理学コレクション）. 医学書院.
HMSO, Health Services Advisory Committee 1987. Violence to Staff in the Health Services. London.
Hodgins S (ed.) 2000. Violence among the Mentally Ill. : Effective Treatment and Management Strategies. Kluwer Academic publisher, London.
稲田美和他 1994. 看護管理その1. 看護管理シリーズ4. 日本看護協会出版会
Infante DA 1987. Aggressiveness. in McCroskey JC, Daly JA (eds.). Personality and Interpersonal Communication, 6. 157-219, Newbury Park, CA, Sage.
Judge WR, Millar A 1991. Antecedents and outcomes of decision speed in different environmental contexts. Academy of Management Journal, 34(2), 449-463.
Kaplan SG, Wheeler EG 1983. Survival skills for working with potentially violent clients. Social Casework, 64(6), 339-346.
Kaplan Z, Iancu I, Bodner E 2001. A Review of psychological debriefing after extreme stress. Psychiatric Services, 52(6), 824-827.
春日武彦 2004. はじめての精神科. 153-154. 医学書院.
Kay SR, Wolkenfeld F, Murrel LM 1988. Profiles of aggression among psychiatric patients.: 1 nature and prevalence, Journal of Nervous and Mental Disease, 176, 539-546.
国際看護師協会 2001. いつもあなたのためにあなたのそばに：みんなでなくす暴力.
木暮龍雄他 1993. 急性期病棟と慢性期病棟における入院患者の他害行為（＝暴力行為）について. 厚生労働省精神・神経疾患研究委託費 治療抵抗性精神障害の成因、病態に関する研究平成5年度報告書, 75-81.
Leadbetter, Trewartha 1996. Handling Aggression and Violence at Work. 106-118. Russell House Publishing, Dorset.
Lee S et al 2001. Physical restraint training for nurses in England and Welsh psychiatric intensive care and regional secure units. Journal of Mental Health, 10(2), 151-162.
Lewis DM 2002. Responding to a violent incident: physical restraint or anger management as therapeutic interventions. J Psychiatr Ment Health Nurs, 9(1), 57-63.

Linaker OM, Busch-Iversen H 1995. Predictors of imminent violence in psychiatric inpatients. Acta Psychiatrica Scandinavica, 92, 250-254.

Lion JR, Synder W, Merrill GL 1981. Underreporting of assaultness on staff in a State Hospital. Hospital Community Psychiatry, 32, 497-498.

Mason T, Chandley M 1999. Managing Violence and Aggression: A Manual for Nurses and Health Care Workers. Churchill Livingstone, London.

McCloskey JC, Bulechek GM 2002. Nursing Interventions Classification (NIC) 3rd edition. Mosby, St.Louis. →中木高夫・黒田裕子監訳 2002. 看護介入分類 (NIC) 第3版. 112. 南江堂.

Mitchell JT, George SE 2001. Critical incident Stress Debriefing. →高橋祥友訳 2002. 緊急事態ストレス・PTSD対応マニュアル. 金剛出版.

三宅美智 2002. 看護者は、なぜ条件反射的に拘束してしまうのか. 特集・殴られているのは誰だ. 精神看護5（4）[2002年7月号], 21-24.

宮田量冶他 1994. 公立単科精神科病院入院患者の暴力について. こころの臨床ア・ラ・カルト, 13(2), 157-162.

Monahan J et al 2000. Developing a clinically useful actuarial tool for assessing violence risk. British Journal of Psychiatry, 176, 312-319.

森千鶴他 2000. タッチングによる精神・生理機能の変化. 山梨医大紀要, 17, 64-67.

村上優 2004. 司法精神医学の臨床への問題提起. 精神看護, 7(1)[2004年1月号], 44-52.

中村隆一 2001. 基礎運動学. 第3版. 32-37. 医歯薬出版.

中谷真樹, 安克昌 1996. 精神科患者の暴力への対処. 精神科治療学, 11(10), 1027-1035.

日本トラウマティックストレス学会. http://www.jstss.org/topic/treatment/treatment_05.html

Nijman H 2002. A model of aggression in psychiatric hospitals. Acta Psychiatrica Scandinavica, 106(suppl, 412), 142-143.

Nijman H, Palmstierna T 2002. Measuring aggression with the Staff Observation Aggression Scale Revised. Acta Psychiatrica Scandinavica, 106(Suppl, 412), 101-102.

NIMHE 2004. Mental Health Policy Implementation Guide : Developing positive practice to support the safe and therapeutic management of aggression and violence in mental health in-patient settings. England.

Novaco R 1994. Anger as a risk factor for violence, in Monaham J , Steadman HJ (eds.). Violence and Mental Disorder, 21-60. Chicago Press, London.

大迫充江他 2004. 精神科看護師が患者からうける暴力とサポートの実態. 日本看護学会／看護管理. 185.

大渕憲一 2002. 人間関係と攻撃性（島井哲志・山崎勝之編. 攻撃性の行動科学－健康編. 17-34, ナカニシヤ出版）.

大渕憲一 2003. 攻撃と暴力. 丸善ライブラリー.

落合眞喜子他 2003. 暴力に対する効果的なリスクアセスメント及びマネージメント：マニュアル作成に向けて. 平成15年度国立病院・療養所共同基盤研究報告書.

Parkes J 1996. Control and restraint training : a study of its effectiveness in a medium secure psychiatric unit. The Journal of Forensic Psychiatry, 7(3), 525-534.

Paterson B, Leadbetter D, McComish A 1997. De-escalation in the management of aggression and violence. Nursing times, 93(36), 58-61.

Paterson B, Leadbetter D 1999. De-escalation. in Turnbul J (eds.). The Management of Aggression and Violence, 95-123. Macmillan, London.

Paterson B, Leadbetter D 1999. Managing physical violence. in Turnbul J (eds.). The Management of Aggression and Violence. 124-178. Macmillan, London.

Phillips D, Rudestam KE 1995. Effect of nonviolent self defense training on male psychiatric member's aggression and fear. Psychiatric Services, 46(2), 164-168.

Pisarcik G 1981. Danger: you are.. facing the violent patient. Nursing, 11(9), 63-65.

Rasmussen K, Levander S 1996. Individual rather than situational characteristic predict violence in a maximum security hospital. Journal of Interpersonal Violence, 11, 12-19.

Rice et al 1989. Violence in Institutions: Understanding, Preventional Control. Hogrefe & Huber, Toronto.

Robinson D (ed.) 2000. Forensic Nursing and Multidisciplinary Care of the Mentally Disordered Offender. Jessica Kingsley Publisher, London.

Roeggla M, Wagner A, Muellner M et al 1997. Cardiorespiratory consequences to hobble restraint. Wiener Klinische Wochenschrift, 109(10), 359-361.

Rose S, Bisson J, Wesley S 2002. Psychological Debriefing for Preventing Posttraumatic Stress Disorder (PTSD) (Cochrane Review). in The Cochrane Library, Issue 4. Updated Software, Oxford.

Royal College of Psychiatrists 1996. Assessment and clinical management of risk of harm to other people. Council Report CR53.

Ryan JA., Postner EC 1989. The assaulted nurse: short term and long term responses. Archives of Psychiatric Nursing, 3, 323-331.

Schultz JM, Videbeck SD 1994. Manual of Psychiatric Nursing Care Plans. J.B. Lippincott, Philadelphia. →田崎博一・阿保順子監訳 1997. 看護診断にもとづく精神看護ケアプラン. 医学書院.

Shah AK 1993. An increase in violence among psychiatric patients: real or apparent? Med Sci Law, 33, 227-230.

島井哲志 2002. 攻撃性と健康（島井哲志・山崎勝之編. 攻撃性の行動科学－健康編. 4-16. ナカニシヤ出版）.

島井哲志 2002. 攻撃性と健康（島井哲志・山崎勝之編. 攻撃性の行動科学－健康編. 4-16. ナカニシヤ出版）.

下里誠二, 風間真理, 森千鶴 2000. 暴力行為のみられる患者等の身体的暴力に関する研究. 看護総合科学研究会誌, 3(2), 61.

下里誠二 2002. 話すこつ、聞くこつ. ナーシング・トゥデイ, 17(8), 32-35.

下里誠二他 2004. 入院中の精神障害者における暴力の短期予測の検討1：暴力発生の状況と Broset Violence Checklistによる予測の予備的検討1. 第35回日本看護学会論文集／精神看護, 183-185.

下園荘太 2002. 自殺の危機とカウンセリング, 金剛出版.

SLAM 2002. Preventing and Managing Violence Policy, South London and Maudsley NHS Trust, London.

Southcott J 2000. Breaking away from violence. Nursing Standard, 14(27), 24-25.

Southcott J, Howard A, Collins E 2002. Control and restraint training in acute mental health care. Nurs Stand, 16(27), 33-36.

Steadman HJ, Monahan J, Appelbaum PS et al 1994. Designing a new generation of risk assessment research. in Monahan J, Steadman HJ (eds.). Violence and Mental Disorder. University of Chicago Press, Chicago.

Steinert T 2002. Prediction of inpatient violence. Acta Psychiatrica Scandinavica, 106, 133-141.

Stirling C 1997. Natural therapeutic holding : a non-aversive alternative to the use of control and restraint in the management of violence for people with learning disabilities. Journal of Advanced Nursing, 26(2), 304-311.

Sullivan HS 1962. 分裂病は人間的過程である（中井久夫他訳. みすず書房. 1995）

鈴木啓子他 2004. 精神科における危機予防・危険防止のための看護実践. 精神科看護, 31(3), 24-31.

鈴木理恵, 小谷幸 2004. 危険から身を守るには：看護職のリスクと対処法. ナーシング・トゥデイ, 19(8), 60-64.

Tardiff K 1984. Characteristics of assaultive patients in private hospitals. American Journal of Psychiatry, 141, 1232-1235.

Tardiff K 1989. Violent Patient. American Psychiatric Press, Washington D.C. and London.→木戸幸聖監修 1992. 患者の暴力：その評価と対応. メヂカルフレンド社.

外口玉子他 1993. 看護判断と接近のしかた. 精神疾患患者の看護. 系統看護学講座別巻13. 医学書院.

Turbull J, Aitken I, Black L, Patterson B 1990. Turn it around: short-term management for aggression and anger. Journal of Psychosocial Nursing, 28(6), 8-13.

Turnbull J (ed.) 1999. Aggression and Violence. : Approaches to Effective Management. Macmillan , London.

内村英幸編 1983. 慢性分裂病の臨床. 金剛出版.

内村英幸編 1997. 精神分裂病ハンドブック. 金剛出版.

内村英幸, 吉住昭編 2002. 困難事例への対応と援助. 精神科保護室の看護とチーム医療. 金剛出版.

浦河べてるの家 2005. べてるの家の「当事者研究」. 医学書院.

脇元安, 佐々木勇之進 1997. 閉鎖病棟を考える（第2報）. 一民間精神病院における攻撃行為の実態調査から. 九州神経精神医学, 43(2), 99-108.

Walsh E 2001. Violence and schizophrenia : examining the evidence. British Journal of Psychiatry, 180, 490-495.

Webster CD, Douglas KS, Evans D, Hart SD 1997. HCR-20 : Assessing Risk for Violence (Version 2). Simon Fraser University, Mental Health Law and Policy Institute, Vancouver.

Whittington R, Wykes T 1996. Aversive stimulation by staff and violence by psychiatric patients. British Journal of

Clinical Psychology, 35, 11-20.
Wondrak R 1989. Dealing with verbal abuse. Nurse Education Today, 9, 276-280.
吉浜文洋他 2005.差し迫った身体攻撃への対処－危機離脱技法. 厚生労働科学研究「解法行為を行った精神障害者の精神医学的評価、治療、社会復帰等に関する研究」